病棟でよく使われる くすりポケット事典 第2版

編集●荒木博陽

著●村川公央／猪田宏美／槇田崇志

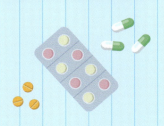

照林社

序

　病棟では看護師がくすりに触れないということ
はあり得ない。与薬は看護師にとって重要な業務
の１つである。新規看護資格取得者は毎年6万人弱
と言われているが、新規採用看護師といえども、
看護学校の講義や書物等で得た薬の知識を現場で
生かすことが勤務初期から必要とされる。看護師
はしっかりとした薬についての知識も持ったうえ
で、業務に臨む必要がある。そこで、2018年に書
籍『知らないと危ない！　病棟でよく使われるく
すり』を刊行したところ、多くの方にご購読いた
だいた。この本で紹介した薬剤を中心に『病棟で
よく使われるくすり ポケット事典』を刊行させて
いただいたところ、こちらも第９刷を数えるほど
に利用していただいた。おそらく、医薬品を薬理
作用、使用用途別に分類し、一般名・商品名、剤
形、用法/用量、最高血中濃度、半減期、副作用に
ついて製品写真付きで示したことで、目の前でく
すりの確認ができ便利であるとの評価をいただい
たものと思われる。初版を上梓してからすでに６
年が経過した現在、病院では後発品の利用が増え
たり、発売中止となった掲載薬品も散見されるよ
うになった。そこで、最新の情報を基に改訂版を
作成した。初版同様、臨床現場で用いられている
薬剤の情報を速やかに確認でき、医療スタッフや
患者さんに情報提供できるように利用していただ
ければ幸いである。

　最後に、編集等で終始ご協力いただいた照林社
有賀洋文氏、高井久恵氏に深謝いたします。

2024年12月

荒木博陽

執筆者一覧 （敬称略）

●編集

荒木博陽　　愛媛大学 名誉教授

●著

村川公央　　岡山大学病院薬剤部 副薬剤部長

猪田宏美　　岡山大学病院薬剤部 薬剤主任

槇田崇志　　岡山大学病院薬剤部 薬剤主任

凡例

- 本書は、病棟でよく使われる薬剤を440薬に絞って、必要最小限の情報だけを収載しています。
- 並び順は、まずは系統別（薬効別）分類、さらに機序による分類に従い、分類内で商品名の五十音順に掲載しています。
- 各薬剤は、商品名、一般名、製薬・販売会社名、剤形、写真、識別コードを掲載しています。
- 特に患者が服用している持ち込み薬などを知りたいときは「識別コード」が役に立ちます。
- 薬剤情報は、ナースが主として必要とする、用法・用量、副作用、最高血中濃度到達時間、半減期を掲載しています。

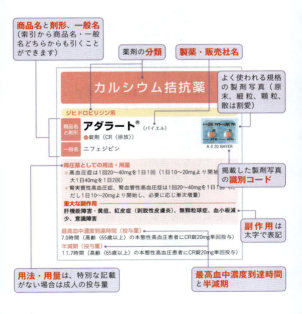

本書掲載の薬剤の探し方

- 系統別に薬をみる場合は、「分類別もくじ」から探してください。
- 商品名から探す場合は「商品名索引」、一般名から探す場合は「一般名索引」から探してください。
- 本書をご活用される際は、下記の注意事項に十分お気をつけください。

- 本書に記載された内容は編著者ならびに出版社に文責がありますが、医薬品の詳細については必ず当該医薬品の最新の添付文書を十分にお読みください。
- 掲載した薬剤の商品名は、例として一部を示しています。必ず自施設の採用薬で確認してください。
- 用法・用量は、特に記載がない場合は成人に投与する場合のものです。
- 与薬にあたっては、患者の年齢・症状に応じて用量が適宜増減されることがあります。
- 妊婦・授乳婦・小児についての安全性が確立されていない薬剤については、慎重な投与決定がなされるべきであり、投与する際は十分な注意が必要です。必ず医師の指示に従ってください。
- 本書記載の内容・製品の外観は2024年12月2日時点のものです(製品写真は各社ホームページより転載)。製品の外観は予告なく変更される場合があります。また、予告なく販売中止される場合もあります。販売元のホームページ等をご確認ください。

分類別もくじ

降圧薬 1

昇圧薬・強心薬 15

抗不整脈薬 25

利尿薬 39

抗血小板薬 49

抗凝固薬 59

解熱鎮痛薬（NSAIDs など） 63

オピオイド 73

不穏に対する向精神薬 89

抗うつ薬 99

抗不安薬 109

睡眠薬 117

血糖降下薬 127

インスリン製剤（自己注射＋静脈注射） ... 143

ステロイド薬（全身投与） 159

ステロイド薬（外用剤） 171

喘息・COPD 吸入薬・鎮咳薬 185

下剤 205

排尿障害治療薬 217

骨粗鬆症治療薬 227

抗菌薬（内服薬） 237

抗菌薬（注射薬） 249

・降圧薬・

カルシウム拮抗薬
●ジヒドロピリジン系
アダラート®（ニフェジピン） ………… 2
アテレック®（シルニジピン） ………… 2
アムロジン®（アムロジピンベシル酸塩） … 3
カルブロック®（アゼルニジピン） ……… 3
コニール®（ベニジピン塩酸塩） ……… 3
ニフェジピン（ニフェジピン） ………… 4
ノルバスク®（アムロジピンベシル酸塩） … 4
●ベンゾジアゼピン系
ヘルベッサー®（ジルチアゼム塩酸塩） … 5

ARB
アジルバ®（アジルサルタン） ………… 5
アバプロ®（イルベサルタン） ………… 6
オルメテック®（オルメサルタン メドキソミル） … 6
ディオバン®（バルサルタン） ………… 7
ニューロタン®（ロサルタンカリウム） … 7
ブロプレス®（カンデサルタン シレキセチル） … 8
ミカルディス®（テルミサルタン） ……… 8

ACE阻害薬
レニベース®（エナラプリルマレイン酸塩） … 9

β遮断薬
メインテート®（ビソプロロールフマル酸塩） ……… 9

αβ遮断薬
アーチスト®（カルベジロール） ……… 10

α₁遮断薬
カルデナリン®（ドキサゾシンメシル酸塩） ……… 10

ARNI
エンレスト®
（サクビトリルバルサルタンナトリウム水和物） ……… 11

配合薬

ミカムロ®
(テルミサルタン/アムロジピンベシル酸塩) ········ **12**

ユニシア®
(アムロジピンベシル酸塩・カンデサルタン シレキセチル)
·· **12**

レザルタス®
(アゼルニジピン・オルメサルタン メドキソミル)····· **13**

● 昇圧薬・強心薬 ●

カテコールアミン

アドレナリン (アドレナリン) ··································· **16**

イノバン® (ドパミン塩酸塩)·································· **16**

エピペン® (アドレナリン) ······································ **16**

カルグート® (デノパミン) ······································ **17**

タナドーパ® (ドカルパミン) ··································· **17**

ドパミン塩酸塩点滴静注液 (バッグ製剤)
(ドパミン塩酸塩)·· **17**

ドブトレックス® (ドブタミン塩酸塩)····················· **18**

ドブタミン持続静注 (ドブタミン塩酸塩)················· **18**

ノルアドリナリン® (ノルアドレナリン) ················· **18**

プロタノール® L (l-イソプレナリン塩酸塩) ··········· **18**

ボスミン® (アドレナリン)······································ **19**

抗利尿ホルモン

ピトレシン® (バソプレシン) ································· **19**

α受容体刺激薬

ネオシネジン (フェニレフリン塩酸塩) ················· **20**

メトリジン® (ミドドリン塩酸塩) ·························· **20**

αβ受容体刺激薬

●αβともに刺激

エフェドリン (エフェドリン) ······························ **21**

分類別もくじ　**vii**

● α＞β

ドプス®（ドロキシドパ）・・・・・・・・・・・・・・・・・・・・・・・・・・・ 21

リズミック®（アメジニウムメチル硫酸塩）・・・・・・・・・ 21

● β＞α

エホチール®（エチレフリン塩酸塩）・・・・・・・・・・・・・・・ 22

ホスホジエステラーゼ（PDE Ⅲ）阻害薬

ピモベンダン（ピモベンダン）・・・・・・・・・・・・・・・・・・・・・ 22

ミルリーラ®（ミルリノン）・・・・・・・・・・・・・・・・・・・・・・・・・ 23

● 抗不整脈薬 ●

Ⅰ群（ナトリウムチャネル遮断薬）

● Ⅰa群

アミサリン®（プロカインアミド塩酸塩）・・・・・・・・・・・・ 26

シベノール®（シベンゾリンコハク酸塩）・・・・・・・・・・・ 26

リスモダン®（ジソピラミドリン酸塩）・・・・・・・・・・・・・・ 27

● Ⅰb群

アスペノン®（アプリンジン塩酸塩）・・・・・・・・・・・・・・・ 27

静注用キシロカイン®2％（リドカイン）・・・・・・・・・・・ 28

メキシチール®（メキシレチン塩酸塩）・・・・・・・・・・・・ 28

リドカイン点滴静注液1％「タカタ」

（リドカイン）・・・・・・・・・・・・・・・・・・・・・・・・・・・・・・・・・・・ 29

● Ⅰc群

サンリズム®（ピルシカイニド塩酸塩水和物）・・・・・・ 29

タンボコール®（フレカイニド酢酸塩）・・・・・・・・・・・・・ 29

プロノン®（プロパフェノン塩酸塩）・・・・・・・・・・・・・・・ 30

Ⅱ群（β遮断薬）

● β₁選択性

テノーミン®（アテノロール）・・・・・・・・・・・・・・・・・・・・・・ 30

メインテート®（ビソプロロールフマル酸塩）・・・・・・・ 31

● β非選択性

インデラル®（プロプラノロール塩酸塩）・・・・・・・・・・ 31

Ⅲ群（カリウムチャネル遮断薬）

アンカロン®（アミオダロン塩酸塩）········· 32

シンビット®（ニフェカラント塩酸塩）········· 32

ソタコール®（ソタロール塩酸塩）············ 33

Ⅳ群（カルシウム拮抗薬）

ベプリコール®（ベプリジル塩酸塩水和物）········· 33

ヘルベッサー®（ジルチアゼム塩酸塩）········· 34

ワソラン®（ベラパミル塩酸塩）·············· 34

ジギタリス製剤

ジゴシン®（ジゴキシン）··················· 35

ラニラピッド®（メチルジゴキシン）·········· 35

ATP

アデホス-L
（アデノシン三リン酸ニナトリウム水和物）········· 36

アトロピン

アトロピン硫酸塩（アトロピン硫酸塩）········· 36

硫酸アトロピン（アトロピン硫酸塩水和物）········· 37

β受容体刺激薬

プロタノール®（*dl*-イソプレナリン塩酸塩、
l-イソプレナリン塩酸塩〈イソプロテレノール〉）
·················· 37

● 利尿薬 ●

ループ利尿薬

ダイアート®（アゾセミド）················· 40

ラシックス®（フロセミド）················· 40

ルプラック®（トラセミド）················· 41

サイアザイド系利尿薬

ナトリックス®（インダパミド）·············· 41

ヒドロクロロチアジド（ヒドロクロロチアジド）··· 41

フルイトラン®（トリクロルメチアジド）········· 42

分類別もくじ　ix

カリウム保持性利尿薬

アルダクトン®A（スピロノラクトン） ·············· 42

セララ®（エプレレノン） ······························ 43

ソルダクトン®（カンレノ酸カリウム） ·············· 43

バソプレシンV₂受容体拮抗薬

サムスカ®（トルバプタン） ························· 44

サムタス®
　（トルバプタンリン酸エステルナトリウム） ·········· 44

炭酸脱水酵素阻害薬

ダイアモックス®
　（アセタゾラミド、アセタゾラミドナトリウム） ····· 45

浸透圧利尿薬

イソバイド®（イソソルビド） ····················· 46

マンニトール（D-マンニトール） ················· 46

マンニトールS
　（D-マンニトール・D-ソルビトール） ·············· 46

心房性ナトリウム利尿ペプチド（ANP）

ハンプ®（カルペリチド〈遺伝子組換え〉） ············ 47

その他

グリセオール®（濃グリセリン・果糖） ·············· 47

抗血小板薬

5HT₂受容体遮断薬

アンプラーグ®（サルポグレラート塩酸塩） ············ 50

ADP受容体遮断薬

エフィエント®（プラスグレル塩酸塩） ············· 50

パナルジン®（チクロピジン塩酸塩） ·············· 51

プラビックス®（クロピドグレル硫酸塩） ············ 51

ブリリンタ®（チカグレロル） ····················· 52

PGE$_1$製剤
オパルモン® (リマプロスト アルファデクス) ……… 52

PGI$_2$製剤
ドルナー® (ベラプロストナトリウム) ……………… 53
プロサイリン® (ベラプロストナトリウム) ………… 53

シクロオキシゲナーゼ阻害薬
バイアスピリン® (アスピリン) …………………… 54

PDE阻害薬
プレタール® (シロスタゾール) …………………… 54

トロンボキサンA$_2$合成阻害薬
エパデール (イコサペント酸エチル) …………… 55
ロトリガ® (オメガ-3脂肪酸エチル) ……………… 55

配合薬
タケルダ® (アスピリン/ランソプラゾール) ………… 56
キャブピリン® (アスピリン/ボノプラザンフマル酸塩)
…………………………………………………… 56
コンプラビン® (クロピドグレル硫酸塩/アスピリン) 57

抗凝固薬

直接トロンビン阻害薬
プラザキサ®
 (ダビガトランエテキシラートメタンスルホン酸塩) … 60

直接Ⅹa阻害薬
イグザレルト® (リバーロキサバン) ……………… 60
エリキュース® (アピキサバン) …………………… 61
リクシアナ® (エドキサバントシル酸塩水和物) …… 61

クマリン系
ワーファリン (ワルファリンカリウム) …………… 62

分類別もくじ　xi

● 解熱鎮痛薬（NSAIDs など）

COX阻害薬
●サリチル酸系
アスピリン（アスピリン）・・・・・・・・・・・・・・・・・・・ 64
●アントラニル酸系
ポンタール®（メフェナム酸）・・・・・・・・・・・・・・・ 64
●アリール酢酸系（フェニル酢酸系）
ボルタレン®（ジクロフェナクナトリウム）・・・・・ 65
●アリール酢酸系（ピラノ酢酸系）
ハイペン®（エトドラク）・・・・・・・・・・・・・・・・・・・・ 65
●プロピオン酸系
ブルフェン®（イブプロフェン）・・・・・・・・・・・・・・ 66
モーラス®（ケトプロフェン）・・・・・・・・・・・・・・・・ 66
ロキソニン®（ロキソプロフェンナトリウム）・・・ 67
ロピオン®（フルルビプロフェン アキセチル）・・・・・ 67
ナイキサン（ナプロキセン）・・・・・・・・・・・・・・・・ 68
●コキシブ系
セレコックス®（セレコキシブ）・・・・・・・・・・・・・・ 68

その他
●塩基性
ソランタール®（チアラミド塩酸塩）・・・・・・・・・・・ 69
●ピラゾロン系（ピリン系）
スルピリン（スルピリン）・・・・・・・・・・・・・・・・・・・ 69
●アニリン系
アセリオ®（アセトアミノフェン）・・・・・・・・・・・・・ 70
アンヒバ®（アセトアミノフェン）・・・・・・・・・・・・・ 71
アルピニー®（アセトアミノフェン）・・・・・・・・・・・ 71
カロナール®（アセトアミノフェン）・・・・・・・・・・・ 72
●生物組織抽出液
ノイロトロピン®
（ワクシニアウイルス接種家兎炎症皮膚抽出液）・・・・・ 72

● オピオイド ●

強オピオイド

アブストラル®（フェンタニルクエン酸塩）············ **74**

アンペック®（モルヒネ塩酸塩）············ **74**

イーフェン®（フェンタニルクエン酸塩）············ **75**

MSコンチン®（モルヒネ硫酸塩水和物）············ **75**

MSツワイスロン®（モルヒネ硫酸塩）············ **76**

オキシコドン（オキシコドン塩酸塩水和物）············ **76**

オキシコンチン®TR（オキシコドン塩酸塩水和物）············ **77**

オキノーム®（オキシコドン塩酸塩水和物）············ **77**

オキファスト®（オキシコドン塩酸塩水和物）············ **78**

オプソ®（モルヒネ塩酸塩）············ **78**

デュロテップ®MT（フェンタニル）············ **78**

ナルサス®（ヒドロモルフォン塩酸塩）············ **79**

ナルラピド®（ヒドロモルフォン塩酸塩）············ **79**

ナルベイン®（ヒドロモルフォン塩酸塩）············ **80**

パシーフ®（モルヒネ塩酸塩水和物）············ **80**

フェンタニル（フェンタニルクエン酸塩）············ **80**

フェントス®テープ（フェンタニルクエン酸塩）············ **81**

ペチジン塩酸塩注射液（ペチジン塩酸塩）············ **81**

メサペイン®（メサドン塩酸塩）············ **82**

モルヒネ塩酸塩（水和物）（モルヒネ塩酸塩）············ **82**

モルヒネ硫酸塩水和物（モルヒネ硫酸塩水和物）···· **83**

ラフェンタ®テープ（フェンタニル）············ **83**

ワンデュロ®（フェンタニル）············ **84**

弱オピオイド

コデインリン酸塩（水和物）

（コデインリン酸塩水和物）············ **84**

トラマール®（トラマドール塩酸塩）············ **85**

ワントラム®（トラマドール塩酸塩）············ **85**

ツートラム®（トラマドール塩酸塩）············ **86**

ソセゴン®（ペンタゾシン）············ **86**

分類別もくじ　xiii

レペタン® (ブプレノルフィン塩酸塩)……………… 87

その他（配合薬）
トラムセット®
（トラマドール塩酸塩・アセトアミノフェン）……… 87
トアラセット®
（トラマドール塩酸塩・アセトアミノフェン）……… 88

● 不穏に対する向精神薬 ●

抗精神病薬
●非定型抗精神病薬
ジプレキサ® (オランザピン) ……………………… 91
セロクエル® (クエチアピンフマル酸塩)………… 91
リスパダール® (リスペリドン) …………………… 92
ルーラン® (ペロスピロン) ………………………… 92
エビリファイ® (アリピプラゾール) ……………… 93
●定型抗精神病薬
セレネース® (ハロペリドール) …………………… 93
ヒルナミン® (レボメプロマジンマレイン酸塩)… 94
レボトミン® (レボメプロマジンマレイン酸塩)… 94
コントミン® (クロルプロマジン) ………………… 95

抗不安薬
●ベンゾジアゼピン系抗不安薬
セルシン® (ジアゼパム)……………………………… 95
ホリゾン® (ジアゼパム)……………………………… 96
ドルミカム® (ミダゾラム)………………………… 96

抗うつ薬
●四環系
テトラミド® (ミアンセリン塩酸塩) ……………… 97
●トリアゾロピリジン系
レスリン® (トラゾドン塩酸塩)…………………… 97

その他

アタラックス®-P注射液
（ヒドロキシジン塩酸塩）………………………… 98

● 抗うつ薬 ●

SSRI

レクサプロ®（エスシタロプラムシュウ酸塩）……… 100
ジェイゾロフト®（セルトラリン塩酸塩）…………… 100
パキシル（パロキセチン塩酸塩水和物）…………… 101
デプロメール®（フルボキサミンマレイン酸塩）…… 101
ルボックス®（フルボキサミンマレイン酸塩）……… 102

SNRI

サインバルタ®（デュロキセチン塩酸塩）…………… 102
イフェクサー®（ベンラファキシン塩酸塩）………… 103

セロトニン再取り込み阻害・受容体調節薬

トリンテリックス®
（ボルチオキセチン臭化水素酸塩）………………… 103

NaSSA

リフレックス®（ミルタザピン）……………………… 104

三環系

トリプタノール®（アミトリプチリン塩酸塩）……… 104
アモキサン®（アモキサピン）………………………… 105
トフラニール®（イミプラミン塩酸塩）……………… 105
アナフラニール®（クロミプラミン塩酸塩）………… 106

四環系

ルジオミール®（マプロチリン塩酸塩）……………… 106

分類別もくじ　xv

抗不安薬

ベンゾジアゼピン系抗不安薬
- **超短時間作用型**
  - グランダキシン（トフィソパム）················ 110
- **短時間作用型**
  - デパス®（エチゾラム）··························· 110
  - リーゼ®（クロチアゼパム）····················· 111
- **中間作用型**
  - コンスタン®（アルプラゾラム）················ 111
  - レキソタン®（ブロマゼパム）·················· 112
  - ワイパックス®（ロラゼパム）·················· 113
- **長時間作用型**
  - セパゾン®（クロキサゾラム）·················· 113
  - セルシン®（ジアゼパム）······················· 114
  - セレナール®（オキサゾラム）·················· 114
  - ホリゾン®（ジアゼパム）······················· 115
  - メイラックス®（ロフラゼプ酸エチル）········ 115

セロトニン5-HT$_{1A}$受容体作動薬
- **短時間作用型**
  - セディール®（タンドスピロンクエン酸塩）····· 116

睡眠薬

非ベンゾジアゼピン系睡眠薬
- **超短時間作用型**
  - アモバン®（ゾピクロン）······················· 118
  - マイスリー®（ゾルピデム酒石酸塩）··········· 118
  - ルネスタ®（エスゾピクロン）·················· 119

ベンゾジアゼピン受容体作動薬
- **超短時間作用型**
  - ハルシオン®（トリアゾラム）·················· 119

●短時間作用型
エバミール®（ロルメタゼパム）·················· 120
リスミー®（リルマザホン塩酸塩水和物）·········· 120
レンドルミン®（ブロチゾラム）·················· 121
●中間作用型
サイレース®（フルニトラゼパム）················ 121
ネルボン®（ニトラゼパム）······················ 122
ベンザリン®（ニトラゼパム）···················· 122
ユーロジン®（エスタゾラム）···················· 122
●長時間作用型
ドラール®（クアゼパム）························· 123

メラトニン受容体作動薬
ロゼレム®（ラメルテオン）······················ 124

オレキシン受容体拮抗薬
ベルソムラ®（スボレキサント）·················· 124
デエビゴ®（レンボレキサント）·················· 125

血糖降下薬

インスリン分泌促進薬
●スルホニル尿素（SU）薬
アマリール®（グリメピリド）···················· 128
グリミクロン®（グリクラジド）·················· 128
●速効型インスリン分泌促進薬（グリニド系）
グルファスト®（ミチグリニドカルシウム水和物）··· 129

インクレチン関連薬
●GLP-1受容体作動薬
オゼンピック®（セマグルチド〈遺伝子組換え〉）······ 129
トルリシティ®（デュラグルチド〈遺伝子組換え〉）···· 130
ビクトーザ®（リラグルチド〈遺伝子組換え〉）······· 130
リベルサス®（セマグルチド〈遺伝子組換え〉）······· 130

分類別もくじ　xvii

●DPP-4阻害薬

エクア®（ビルダグリプチン） ・・・・・・・・・・・・・・・・・ **131**
グラクティブ®（シタグリプチンリン酸塩水和物） ・・・ **131**
ジャヌビア®（シタグリプチンリン酸塩水和物） ・・・・・・ **132**
テネリア®（テネリグリプチン臭化水素酸塩水和物） **132**
トラゼンタ®（リナグリプチン） ・・・・・・・・・・・・・・・・・ **133**
ネシーナ®（アログリプチン安息香酸塩） ・・・・・・・・・・・ **133**

●持続性GIP/GLP-1受容体作動薬

マンジャロ®（チルゼパチド） ・・・・・・・・・・・・・・・・・・ **133**

糖吸収・排泄調節薬

●α-グルコシダーゼ阻害（α-GI）薬

アカルボース（アカルボース） ・・・・・・・・・・・・・・・・・ **134**
セイブル®（ミグリトール） ・・・・・・・・・・・・・・・・・・・・・ **134**
ベイスン®（ボグリボース） ・・・・・・・・・・・・・・・・・・・・・ **135**

●SGLT2阻害薬

カナグル®（カナグリフロジン水和物） ・・・・・・・・・・・・ **135**
ジャディアンス®（エンパグリフロジン） ・・・・・・・・・・・ **135**
スーグラ®（イプラグリフロジン L-プロリン） ・・・・・・・・ **136**
デベルザ®（トホグリフロジン水和物） ・・・・・・・・・・・・ **136**
フォシーガ®
　（ダパグリフロジンプロピレングリコール水和物） ・・ **137**
ルセフィ®（ルセオグリフロジン水和物） ・・・・・・・・・・・ **137**

インスリン抵抗性改善薬

●チアゾリジン薬

アクトス®（ピオグリタゾン塩酸塩） ・・・・・・・・・・・・・・・ **138**

●ビグアナイド（BG）薬

メトグルコ®（メトホルミン塩酸塩） ・・・・・・・・・・・・・・・ **138**

インスリン分泌促進＋インスリン抵抗性改善薬

●ミトコンドリア機能改善薬

ツイミーグ®（イメグリミン塩酸塩） ・・・・・・・・・・・・・・・ **139**

その他

●配合薬

イニシンク®
（アログリプチン安息香酸塩・メトホルミン塩酸塩）··· 139

エクメット®
（ビルダグリプチン・メトホルミン塩酸塩）··········· 140

カナリア®
（テネリグリプチン臭化水素酸塩水和物・
カナグリフロジン水和物）···························· 140

グルベス®
（ミチグリニドカルシウム水和物・ボグリボース）····· 140

スージャヌ®
（シタグリプチンリン酸塩水和物・
イプラグリフロジン L-プロリン）··················· 141

トラディアンス®
（エンパグリフロジン・リナグリプチン）············· 141

インスリン製剤（自己注射＋静脈注射）

超速効型

アピドラ®
（インスリン グルリジン〈遺伝子組換え〉）··········· 144

インスリン アスパルトBS注
（インスリン アスパルト〈遺伝子組換え〉）··········· 144

インスリン リスプロBS注
（インスリン リスプロ〈遺伝子組換え〉）············· 145

ノボラピッド®
（インスリン アスパルト〈遺伝子組換え〉）··········· 145

ヒューマログ®
（インスリン リスプロ〈遺伝子組換え〉）············· 146

フィアスプ®
（インスリン アスパルト〈遺伝子組換え〉）··········· 147

ルムジェブ®
（インスリン リスプロ〈遺伝子組換え〉）·············· 147

速効型
ノボリン®R（インスリン ヒト〈遺伝子組換え〉）···· 148
ヒューマリン®R
（インスリン ヒト〈遺伝子組換え〉）·············· 148

中間型
ノボリン®N（ヒトイソフェンインスリン）········· 149
ヒューマリン®N（ヒトイソフェンインスリン）··· 150

混合型
ノボラピッド®30ミックス（二相性プロタミン
結晶性インスリン アスパルト〈遺伝子組換え〉）···· 150
ノボラピッド®50ミックス（二相性プロタミン
結晶性インスリン アスパルト〈遺伝子組換え〉）···· 151
ノボリン®30R（ヒト二相性イソフェンインスリン）··· 151
ヒューマリン®3/7
（ヒト二相性イソフェンインスリン）·············· 152
ヒューマログ®ミックス25
（インスリン リスプロ〈遺伝子組換え〉）·············· 153
ヒューマログ®ミックス50
（インスリン リスプロ〈遺伝子組換え〉）·············· 153

持効型
インスリン グラルギンBS注「リリー」
（インスリン グラルギン〈遺伝子組換え〉）········· 154
トレシーバ®
（インスリン デグルデク〈遺伝子組換え〉）········· 154
ランタス®
（インスリン グラルギン〈遺伝子組換え〉）········· 155
ランタス®XR
（インスリン グラルギン〈遺伝子組換え〉）········· 155
レベミル®（インスリン デテミル〈遺伝子組換え〉）··· 156

超速効型＋持効型インスリン

ライゾデグ®（インスリン デグルデク〈遺伝子組換え〉・
インスリン アスパルト〈遺伝子組換え〉）‥‥‥ **157**

持効型インスリン＋GLP-1受容体作動薬

ソリクア®（インスリン グラルギン〈遺伝子組換え〉・
リキシセナチド）‥‥‥‥‥‥‥‥‥‥‥‥ **157**

ゾルトファイ®（インスリン デグルデク〈遺伝子組換
え〉・リラグルチド〈遺伝子組換え〉）‥‥‥‥ **158**

● ステロイド薬（全身投与）●

短時間作用型

コートリル®（ヒドロコルチゾン）‥‥‥‥‥‥ **160**

コートン®（コルチゾン酢酸エステル）‥‥‥‥ **160**

ソル・コーテフ®
（ヒドロコルチゾンコハク酸エステル）‥‥‥‥ **161**

中間作用型

ソル・メドロール®
（メチルプレドニゾロンコハク酸エステル）‥‥‥ **162**

プレドニゾロン（プレドニゾロン）‥‥‥‥‥‥ **163**

プレドニン®
（プレドニゾロン、プレドニゾロンコハク酸エステル）**163**

メドロール®（メチルプレドニゾロン）‥‥‥‥ **164**

レダコート®（トリアムシノロン）‥‥‥‥‥‥ **165**

長時間作用型

デカドロン®
（デキサメタゾン、デキサメタゾンリン酸エステル）‥ **166**

リンデロン®
（ベタメタゾン、ベタメタゾンリン酸エステル）‥ **167**

懸濁剤

デボ・メドロール®
（メチルプレドニゾロン酢酸エステル）‥‥‥‥ **168**

ケナコルト-A® (トリアムシノロンアセトニド)······ **168**
リメタゾン®
　(デキサメタゾンパルミチン酸エステル)············ **169**

● ステロイド薬 (外用剤) ●

Ⅰ群 (strongest)
ダイアコート® (ジフロラゾン酢酸エステル)········ **172**
デルモベート®
　(クロベタゾールプロピオン酸エステル)·········· **172**

Ⅱ群 (very strong)
アンテベート®
　(ベタメタゾン酪酸エステルプロピオン酸エステル)·· **173**
テクスメテン® (ジフルコルトロン吉草酸エステル) **173**
トプシム® (フルオシノニド)····························· **174**
パンデル® (酪酸プロピオン酸ヒドロコルチゾン)···· **174**
ビスダーム® (アムシノニド)···························· **175**
フルメタ® (モメタゾンフランカルボン酸エステル)· **175**
マイザー® (ジフルプレドナート)······················ **176**
リンデロン®-DP
　(ベタメタゾンジプロピオン酸エステル)············ **176**

Ⅲ群 (strong)
エクラー® (デプロドンプロピオン酸エステル)······ **177**
フルコート® (フルオシノロンアセトニド)··········· **178**
ベトネベート® (ベタメタゾン吉草酸エステル)······ **178**
ボアラ® (デキサメタゾン吉草酸エステル)············ **179**
メサデルム®
　(デキサメタゾンプロピオン酸エステル)············ **179**
リンデロン®-V (ベタメタゾン吉草酸エステル)······ **180**
リンデロン®-VG
　(ベタメタゾン吉草酸エステル・ゲンタマイシン硫酸塩)·· **180**

Ⅳ群（medium/mild）

アルメタ®
（アルクロメタゾンプロピオン酸エステル）·········· 181
オイラゾン（デキサメタゾン）························· 181
キンダベート®（クロベタゾン酪酸エステル）·········· 182
デキサメタゾン（デキサメタゾン）···················· 182
リドメックス（プレドニゾロン吉草酸エステル
　　酢酸エステル）································· 183
レダコート®（トリアムシノロンアセトニド）·········· 183
ロコイド®（ヒドロコルチゾン酪酸エステル）·········· 184

Ⅴ群（weak）

プレドニゾロン（プレドニゾロン）···················· 184

● 喘息・COPD吸入薬・鎮咳薬 ●

吸入ステロイド

アズマネックス®
（モメタゾンフランカルボン酸エステル）·········· 186
アニュイティ®
（フルチカゾンフランカルボン酸エステル）········ 186
オルベスコ®（シクレソニド）························· 187
キュバール™
（ベクロメタゾンプロピオン酸エステル）·········· 187
パルミコート®（ブデソニド）························· 188
フルタイド®（フルチカゾンプロピオン酸エステル）·· 188

β_2受容体刺激薬

●長時間作用型（LABA）
オーキシス®（ホルモテロールフマル酸塩水和物）··· 189
オンブレス®（インダカテロールマレイン酸塩）····· 189
セレベント®（サルメテロールキシナホ酸塩）·········· 190
●短時間作用型（SABA）
サルタノール®（サルブタモール硫酸塩）············· 190
ベネトリン®（サルブタモール硫酸塩）··············· 191

分類別もくじ　xxiii

ベロテック®（フェノテロール臭化水素酸塩）········· 191

メプチン®（プロカテロール塩酸塩水和物）········· 192

吸入ステロイド薬/β₂受容体刺激薬（LABA）配合薬

アテキュラ®（インダカテロールマレイン酸塩・

モメタゾンフランカルボン酸エステル）············· 193

アドエア®（サルメテロールキシナホ酸塩・

フルチカゾンプロピオン酸エステル）············· 193

シムビコート®

（ブデソニド・ホルモテロールフマル酸塩水和物）·· 194

ブデホル®

（ブデソニド・ホルモテロールフマル酸塩水和物）·· 195

フルティフォーム®（フルチカゾンプロピオン酸

エステル・ホルモテロールフマル酸塩水和物）····· 196

レルベア®（ビランテロールトリフェニル酢酸塩・

フルチカゾンフランカルボン酸エステル）············· 196

抗コリン薬

●長時間作用型（LAMA）

エクリラ®（アクリジニウム臭化物）················· 197

エンクラッセ®（ウメクリジニウム臭化物）········· 197

シーブリ®（グリコピロニウム臭化物）············· 198

スピリーバ®（チオトロピウム臭化物水和物）········· 198

●短時間作用型（SAMA）

アトロベント®（イプラトロピウム臭化物水和物）··· 199

抗コリン薬/β₂受容体刺激薬配合薬

アノーロ®（ウメクリジニウム臭化物・

ビランテロールトリフェニル酢酸塩）············· 199

ウルティブロ®（グリコピロニウム臭化物・

インダカテロールマレイン酸塩）················· 200

スピオルト®（チオトロピウム臭化物・

オロダテロール塩酸塩）························· 200

ビベスピ®（グリコピロニウム臭化物・

ホルモテロールフマル酸塩水和物）············· 201

ケミカルメディエーター遊離抑制薬

インタール® (クロモグリク酸ナトリウム) ………… 201

吸入ステロイド/LABA/LAMA

エナジア® (インダカテロールマレイン酸塩・グリコピロ
ニウム臭化物・モメタゾンフランカルボン酸エステル)
……………………………………………………… 202

テリルジー (フルチカゾンプロピオン酸エステル・ウメ
クリジニウム臭化物・ビランテロールトリフェニル酢酸
塩) ……………………………………………………… 203

ビレーズトリ® (ブデソニド・グリコピロニウム臭化物・
ホルモテロールフマル酸塩水和物) ………………… 203

その他

ホクナリン® (ツロブテロール) ……………………… 204

● 下剤 ●

機械的下剤
●塩類下剤
酸化マグネシウム (（重質）酸化マグネシウム) ….. 206
●ポリエチレングリコール製剤
モビコール® (マクロゴール4000) ………………… 206
●糖類下剤
モニラック® (ラクツロース) ………………………… 206

刺激性下剤
●大腸刺激性下剤［アントラキノン誘導体］
アローゼン® (センナ) ………………………………… 207
プルゼニド® (センノシドA・B) …………………… 207
ヨーデル®S (センナエキス) ………………………… 207
●大腸刺激性下剤
セチロ配合錠 (ダイオウ・センナ) ………………… 208
●大腸刺激性下剤［ジフェノール誘導体］
ラキソベロン® (ピコスルファートナトリウム水和物)
……………………………………………………… 208

分類別もくじ xxv

クロライドチャネルアクチベーター
アミティーザ®（ルビプロストン）･････････････････ 209

末梢性μオピオイド受容体拮抗薬
スインプロイク®（ナルデメジントシル酸塩）･･････ 209

IBAT阻害剤
グーフィス®（エロビキシバット水和物）･･･････････ 210

坐薬
新レシカルボン®坐剤
（炭酸水素ナトリウム・無水リン酸二水素ナトリウム）210
テレミンソフト®（ビサコジル）･･････････････････ 210

浣腸
グリセリン（グリセリン）････････････････････････ 211

前処置用薬剤
マグコロール®（クエン酸マグネシウム）･･･････････ 211
ニフレック®（塩化ナトリウム・塩化カリウム・
炭酸水素ナトリウム・無水硫酸ナトリウム）･･････ 212
モビプレップ®
（ナトリウム・カリウム・アスコルビン酸）･･･････ 212

過敏性腸症候群治療薬
リンゼス®（リナクロチド）･･････････････････････ 212

副交感神経刺激薬
パントシン®（パンテチン）･･････････････････････ 213

漢方薬
大建中湯エキス（大建中湯）････････････････････ 213
大黄甘草湯エキス（大黄甘草湯）･･････････････････ 214
麻子仁丸エキス（麻子仁丸）････････････････････ 214

その他（下剤としての適応はない）
ガスモチン®（モサプリドクエン酸塩）･････････････ 214
プリンペラン®（メトクロプラミド）･･･････････････ 215

● 排尿障害治療薬

過活動膀胱治療薬
●抗コリン薬

ネオキシ®テープ（オキシブチニン塩酸塩）‥‥‥‥ 218

蓄尿障害治療薬
●抗コリン薬

ウリトス®（イミダフェナシン）‥‥‥‥‥‥‥‥‥‥ 218

ステーブラ®（イミダフェナシン）‥‥‥‥‥‥‥‥‥ 219

トビエース®（フェソテロジンフマル酸塩）‥‥‥‥ 219

バップフォー®（プロピベリン塩酸塩）‥‥‥‥‥‥‥ 219

ベシケア®（コハク酸ソリフェナシン）‥‥‥‥‥‥ 220

●β_3受容体刺激薬

ベタニス®（ミラベグロン）‥‥‥‥‥‥‥‥‥‥‥‥ 221

●平滑筋弛緩薬

ブラダロン®（フラボキサート塩酸塩）‥‥‥‥‥‥ 221

●選択的β_3アドレナリン受容体作動性

ベオーバ®（ビベグロン）‥‥‥‥‥‥‥‥‥‥‥‥‥ 221

排尿障害治療薬
●α_1遮断薬

エブランチル®（ウラピジル）‥‥‥‥‥‥‥‥‥‥‥ 222

ハルナール®（タムスロシン塩酸塩）‥‥‥‥‥‥‥ 222

フリバス®（ナフトピジル）‥‥‥‥‥‥‥‥‥‥‥‥ 223

ユリーフ®（シロドシン）‥‥‥‥‥‥‥‥‥‥‥‥‥ 223

●PDE-5阻害薬

ザルティア®（タダラフィル）‥‥‥‥‥‥‥‥‥‥‥ 224

●コリン作動薬［アセチルコリン作動薬］

ベサコリン®（ベタネコール塩化物）‥‥‥‥‥‥‥ 224

●コリン作動薬［コリンエステラーゼ阻害薬］

ウブレチド®（ジスチグミン臭化物）‥‥‥‥‥‥‥ 224

●5α還元酵素阻害薬

アボルブ®（デュタステリド）‥‥‥‥‥‥‥‥‥‥‥ 225

●その他
セルニルトン®（セルニチンポーレンエキス）・・・・・・・・ 225
エビプロスタット®（オオウメガサソウエキス、ハコヤ
ナギエキス、セイヨウオキナグサエキス、スギナエキス、
精製小麦胚芽油）・・・・・・・・・・・・・・・・・・・・・・・・・・・・・・・・・・・・・・ 226

骨粗鬆症治療薬

骨吸収抑制薬
●エストロゲン製剤
エストリール（エストリオール）・・・・・・・・・・・・・・・・・・・・・ 228
●SERM薬
エビスタ®（ラロキシフェン塩酸塩）・・・・・・・・・・・・・・・・ 228
ビビアント®（バゼドキシフェン酢酸塩）・・・・・・・・・・・・ 228
●ヒト型抗RANKLモノクローナル抗体
プラリア®（デノスマブ〈遺伝子組換え〉）・・・・・・・・・・ 229
●ビスホスホネート薬
アクトネル®（リセドロン酸ナトリウム）・・・・・・・・・・・・ 229
ボナロン®（アレンドロン酸ナトリウム水和物）・・・・ 230
ボノテオ®（ミノドロン酸水和物）・・・・・・・・・・・・・・・・・・ 230
ボンビバ®（イバンドロン酸ナトリウム水和物）・・・・ 231
リクラスト®（ゾレドロン酸水和物）・・・・・・・・・・・・・・・・ 231
●カルシトニン製剤
エルシトニン®（エルカトニン）・・・・・・・・・・・・・・・・・・・・・ 232

抗スクレロスチン抗体
イベニティ®（ロモソズマブ）・・・・・・・・・・・・・・・・・・・・・・・・ 232

骨形成促進薬
●副甲状腺ホルモン製剤
テリボン®（テリパラチド酢酸塩）・・・・・・・・・・・・・・・・・・ 233
フォルテオ®（テリパラチド〈遺伝子組換え〉）・・・・・・ 233
オスタバロ®（アバロパラチド塩酸塩）・・・・・・・・・・・・・・ 234

骨代謝調節薬ほか

●活性型ビタミンD₃
　アルファロール®（アルファカルシドール）‥‥‥‥ 234
　エディロール®（エルデカルシトール）‥‥‥‥‥‥ 235
　ロカルトロール®（カルシトリオール）‥‥‥‥‥‥ 235

●ビタミンK製剤
　グラケー®（メナテトレノン）‥‥‥‥‥‥‥‥‥‥ 235

●カルシウム薬
　アスパラ-CA（L-アスパラギン酸カルシウム水和物）‥ 236

抗菌薬（内服薬）

ニューキノロン系
　クラビット®（レボフロキサシン水和物）‥‥‥‥‥ 238
　シプロキサン®（シプロフロキサシン塩酸塩）‥‥‥ 238
　ジェニナック®（メシル酸ガレノキサシン水和物）‥ 239
　グレースビット®（シタフロキサシン水和物）‥‥‥ 239

ニトロイミダゾール系
　フラジール®（メトロニダゾール）‥‥‥‥‥‥‥‥ 240

リンコマイシン系
　ダラシン®（クリンダマイシン塩酸塩）‥‥‥‥‥‥ 240

ペニシリン系
　サワシリン®（アモキシシリン水和物）‥‥‥‥‥‥ 241
　オーグメンチン（クラブラン酸カリウム・
　　アモキシシリン水和物）‥‥‥‥‥‥‥‥‥‥‥ 241

セフェム系［第1世代］
　ケフラール®（セファクロル）‥‥‥‥‥‥‥‥‥‥ 242
　ケフレックス®（セファレキシン）‥‥‥‥‥‥‥‥ 242

セフェム系［第3世代］
　フロモックス®
　　（セフカペン ピボキシル塩酸塩水和物）‥‥‥‥ 243
　セフゾン®（セフジニル）‥‥‥‥‥‥‥‥‥‥‥‥ 243

ホスホマイシン系
ホスミシン®（ホスホマイシンカルシウム水和物）… 244

マクロライド系
クラリス®（クラリスロマイシン）………………… 244

ジスロマック®（アジスロマイシン水和物）……… 245

グリコペプチド系
塩酸バンコマイシン（バンコマイシン塩酸塩）…… 246

テトラサイクリン系
ミノマイシン®（ミノサイクリン塩酸塩）………… 246

ST合剤
バクタ®（スルファメトキサゾール・トリメトプリム）

………………………………………………… 247

● 抗菌薬（注射薬）●

セフェム系［第1世代］
セファメジン®α（セファゾリンナトリウム水和物）250

セフェム系［第2世代］
セフメタゾン®（セフメタゾールナトリウム）……… 250

セフェム系［第3世代］
ロセフィン®（セフトリアキソンナトリウム水和物）251

スルペラゾン®（セフォペラゾンナトリウム・

スルバクタムナトリウム）…………………………… 252

セフェム系［第4世代］
セフェピム塩酸塩（セフェピム塩酸塩水和物）……… 252

カルバペネム系
メロペン®（メロペネム水和物）…………………… 253

グリコペプチド系
タゴシッド®（テイコプラニン）…………………… 253

バンコマイシン塩酸塩（バンコマイシン塩酸塩）… 254

オキサゾリジノン系
ザイボックス® (リネゾリド) ····························· 254

環状リポペプチド系
キュビシン® (ダプトマイシン) ······················· 255

アミノグリコシド系
ハベカシン® (アルベカシン硫酸塩) ················· 255

リンコマイシン系
ダラシン®S (クリンダマイシンリン酸エステル) ···· 256

ニューキノロン系
クラビット® (レボフロキサシン水和物) ············· 257

ペニシリン系
ゾシン® (タゾバクタム・ピペラシリン水和物) ······· 257

ビクシリン® (アンピシリンナトリウム) ·············· 258

ペニシリンGカリウム
(ベンジルペニシリンカリウム) ····················· 258

ユナシン®
(アンピシリンナトリウム・スルバクタムナトリウム) · 259

商品名索引 (商標登録マークは省略)

和文

ア

アーチスト	(降圧薬)	10
アカルボース	(血糖降下薬)	134
アクトス	(血糖降下薬)	138
アクトネル	(骨粗鬆症治療薬)	229
アジルバ	(降圧薬)	5
アスパラ-CA	(骨粗鬆症治療薬)	236
アスピリン	(解熱鎮痛薬)	64
アスペノン	(抗不整脈薬)	27
アズマネックス	(喘息吸入薬)	186
アセリオ	(解熱鎮痛薬)	70
アダラート	(降圧薬)	2

アタラックス-P注射液
…………(不穏に対する向精神薬) 98

アテキュラ	(喘息吸入薬)	193
アデホス-L	(抗不整脈薬)	36
アテレック	(降圧薬)	2
アドエア	(喘息・COPD吸入薬)	193
アドレナリン	(昇圧薬・強心薬)	16
アトロピン硫酸塩	(抗不整脈薬)	36

アトロベント
…………(喘息・COPD吸入薬) 199

アナフラニール	(抗うつ薬)	106
アニュイティ	(喘息吸入薬)	186
アノーロ	(COPD吸入薬)	199
アバプロ	(降圧薬)	6
アピドラ	(インスリン製剤)	144
アブストラル	(オピオイド)	74
アボルブ	(排尿障害治療薬)	225
アマリール	(血糖降下薬)	128
アミサリン	(抗不整脈薬)	26
アミティーザ	(下剤)	209

アムロジン	(降圧薬)	3
アモキサン	(抗うつ薬)	105
アモバン	(睡眠薬)	118
アルダクトンA	(利尿薬)	42
アルピニー	(解熱鎮痛薬)	71

アルファロール
…………(骨粗鬆症治療薬) 234

アルメタ
……(ステロイド薬〈外用剤〉) 181

アローゼン	(下剤)	207
アンカロン	(抗不整脈薬)	32

アンテベート
…… (ステロイド薬〈外用剤〉) 173

アンヒバ	(解熱鎮痛薬)	71
アンプラーグ	(抗血小板薬)	50
アンペック	(オピオイド)	74

イ

イーフェン	(オピオイド)	75
イグザレルト	(抗凝固薬)	60
イソバイド	(利尿薬)	46
イニシンク	(血糖降下薬)	139
イノバン	(昇圧薬・強心薬)	16
イフェクサー	(抗うつ薬)	103
イベニティ	(骨粗鬆症治療薬)	232

インスリン アスパルトBS注
…………(インスリン製剤) 144

インスリン グラルギンBS注
「リリー」 (インスリン製剤) 154

インスリン リスプロBS注
…………(インスリン製剤) 145

インタール	(喘息吸入薬)	201
インデラル	(抗不整脈薬)	31

xxxii

ウ

ウブレチド …… （排尿障害治療薬） 224
ウリトス ………… （排尿障害治療薬） 218
ウルティブロ … （COPD吸入薬） 200

エ

エクア ……………… （血糖降下薬） 131
エクメット ………… （血糖降下薬） 140
エクラー
　………… （ステロイド薬〈外用剤〉） 177
エクリラ ………… （COPD吸入薬） 197
エストリール …… （骨粗鬆症治療薬） 228
エディロール …… （骨粗鬆症治療薬） 235
エナジア …………… （喘息吸入薬） 202
エパデール ………… （抗血小板薬） 55
エバミール …………… （睡眠薬） 120
エビスタ ……… （骨粗鬆症治療薬） 228
エビプロスタット
　………………… （排尿障害治療薬） 226
エピペン …… （昇圧薬・強心薬） 16
エビリファイ
　………（不穏に対する向精神薬） 93
エフィエント ……… （抗血小板薬） 50
エフェドリン …… （昇圧薬・強心薬） 21
エブランチル … （排尿障害治療薬） 222
エホチール …… （昇圧薬・強心薬） 22
エリキュース ………… （抗凝固薬） 61
エルシトニン …… （骨粗鬆症治療薬） 232
エンクラッセ …（COPD吸入薬） 197
塩酸バンコマイシン
　………………… （抗菌薬〈内服薬〉） 246
エンレスト …………… （降圧薬） 11

オ

オイラゾン
　…… （ステロイド薬〈外用剤〉） 181

オーキシス ……… （COPD吸入薬） 189
オーグメンチン
　………………… （抗菌薬〈内服薬〉） 241
オキシコドン ……… （オピオイド） 76
オキシコンチンTR ‥ （オピオイド） 77
オキノーム ………… （オピオイド） 77
オキファスト ……… （オピオイド） 78
オスタバロ …… （骨粗鬆症治療薬） 234
オゼンピック …… （血糖降下薬） 129
オパルモン ………… （抗血小板薬） 52
オプソ ……………… （オピオイド） 78
オルベスコ ……… （喘息吸入薬） 187
オルメテック ………… （降圧薬） 6
オンブレス ……… （COPD吸入薬） 189

カ

ガスモチン ……………… （下剤） 214
カナグル ………… （血糖降下薬） 135
カナリア ………… （血糖降下薬） 140
カルグート …… （昇圧薬・強心薬） 17
カルデナリン …………… （降圧薬） 10
カルブロック ………… （降圧薬） 3
カロナール ………… （解熱鎮痛薬） 72

キ

キャブピリン ……… （抗血小板薬） 56
キュバール ……… （喘息吸入薬） 187
キュビシン … （抗菌薬〈注射薬〉） 255
キンダベート
　…… （ステロイド薬〈外用剤〉） 182

ク

グーフィス ……………… （下剤） 210
グラクティブ …… （血糖降下薬） 131
グラケー …… （骨粗鬆症治療薬） 235
クラビット …（抗菌薬〈内服薬〉） 238

商品名索引 xxxiii

クラビット……（抗菌薬〈注射薬〉）257
クラリス……（抗菌薬〈内服薬〉）244
グランダキシン………（抗不安薬）110
グリセオール…………（利尿薬）47
グリセリン………………（下剤）211
グリミクロン…（血糖降下薬）128
グルファスト……（血糖降下薬）129
グルベス………（血糖降下薬）140
グレースビット
　　　………（抗菌薬〈内服薬〉）239

ケ

ケナコルト-A
　　…（ステロイド薬〈全身投与〉）168
ケフラール…（抗菌薬〈内服薬〉）242
ケフレックス（抗菌薬〈内服薬〉）242

コ

コートリル
　　…（ステロイド薬〈全身投与〉）160
コートン
　　…（ステロイド薬〈全身投与〉）160
コデインリン酸塩（水和物）
　　………………（オピオイド）84
コニール…………………（降圧薬）3
コンスタン…………（抗不安薬）111
コントミン
　　……（不穏に対する向精神薬）95
コンプラビン……（抗血小板薬）57

サ

ザイボックス（抗菌薬〈注射薬〉）254
サイレース……………（睡眠薬）121
サインバルタ………（抗うつ薬）102
サムスカ………………（利尿薬）44
サムタス………………（利尿薬）44

サルタノール
　　………（喘息・COPD吸入薬）19
ザルティア…（排尿障害治療薬）224
サワシリン…（抗菌薬〈内服薬〉）24
酸化マグネシウム………（下剤）20
サンリズム…………（抗不整脈薬）29

シ

シープリ………（COPD吸入薬）198
ジェイゾロフト………（抗うつ薬）100
ジェニナック（抗菌薬〈内服薬〉）239
ジゴシン…………（抗不整脈薬）35
ジスロマック（抗菌薬〈内服薬〉）245
ジプレキサ
　　………（不穏に対する向精神薬）91
シプロキサン（抗菌薬〈内服薬〉）238
シベノール…………（抗不整脈薬）26
シムビコート
　　………（喘息・COPD吸入薬）194
ジャディアンス…（血糖降下薬）135
ジャヌビア………（血糖降下薬）132
静注用キシロカイン2%
　　……………（抗不整脈薬）28
シンビット…………（抗不整脈薬）32
新レシカルボン坐剤……（下剤）210

ス

スインプロイク…………（下剤）209
スーグラ………（血糖降下薬）136
スージャヌ………（血糖降下薬）141
ステーブラ…（排尿障害治療薬）219
スピオルト…（COPD吸入薬）200
スピリーバ
　　………（喘息・COPD吸入薬）198
スルピリン………（解熱鎮痛薬）69
スルペラゾン（抗菌薬〈注射薬〉）252

xxxiv

セ

セイブル …………（血糖降下薬）134
セチロ配合錠…………（下剤）208
セディール …………（抗不安薬）116
セパゾン …………（抗不安薬）113
セファメジンα
……………（抗菌薬〈注射薬〉）250
セフェピム塩酸塩
……………（抗菌薬〈注射薬〉）252
セフゾン……（抗菌薬〈内服薬〉）243
セフメタゾン（抗菌薬〈注射薬〉）250
セララ …………（利尿薬）43
セルシン（不穏に対する向精神薬）95
セルシン …………（抗不安薬）114
セルニルトン …（排尿障害治療薬）225
セレコックス………（解熱鎮痛薬）68
セレナール…………（抗不安薬）114
セレネース
………（不穏に対する向精神薬）93
セレベント
……（喘息・COPD吸入薬）190
セロクエル
………（不穏に対する向精神薬）91

ソ

ゾシン………（抗菌薬〈注射薬〉）257
ソセゴン…………（オピオイド）86
ソタコール………（抗不整脈薬）33
ソランタール………（解熱鎮痛薬）69
ソリクア……（インスリン製剤）157
ソル・コーテフ
……（ステロイド薬〈全身投与〉）161
ソル・メドロール
……（ステロイド薬〈全身投与〉）162
ソルダクトン …………（利尿薬）43
ゾルトファイ…（インスリン製剤）158

タ

ダイアート …………（利尿薬）40
ダイアコート
……（ステロイド薬〈外用剤〉）172
ダイアモックス…………（利尿薬）45
大黄甘草湯エキス………（下剤）214
大建中湯エキス…………（下剤）213
タケルダ …………（抗血小板薬）56
タゴシッド…（抗菌薬〈注射薬〉）253
タナドーバ……（昇圧薬・強心薬）17
ダラシン……（抗菌薬〈内服薬〉）240
ダラシンS…（抗菌薬〈注射薬〉）256
タンボコール………（抗不整脈薬）29

ツ

ツイミーグ………（血糖降下薬）139
ツートラム…………（オピオイド）86

テ

ディオバン …………（降圧薬）7
デエビゴ…………（睡眠薬）125
デカドロン
…（ステロイド薬〈全身投与〉）166
デキサメタゾン
……（ステロイド薬〈外用剤〉）182
テクスメテン
……（ステロイド薬〈外用剤〉）173
テトラミド
………（不穏に対する向精神薬）97
テネリア…………（血糖降下薬）132
テノーミン………（抗不整脈薬）30
デパス…………（抗不安薬）110
デプロメール………（抗うつ薬）101
デベルザ…………（血糖降下薬）136
デポ・メドロール
…（ステロイド薬〈全身投与〉）168

デュロテップMT …… （オピオイド）78
テリボン……… （骨粗鬆症治療薬）233
テリルジー
　…… （喘息・COPD吸入薬）203
デルモベート
　…… （ステロイド薬〈外用剤〉）172
テレミンソフト ………… （下剤）210

ト
トアラセット ……… （オピオイド）88
ドパミン塩酸塩点滴静注液（バッ
　グ製剤）…… （昇圧薬・強心薬）17
トビエース …（排尿障害治療薬）219
トブシム
　…… （ステロイド薬〈外用剤〉）174
ドプス ……… （昇圧薬・強心薬）21
ドブタミン持続静注
　………… （昇圧薬・強心薬）18
ドブトレックス …（昇圧薬・強心薬）18
トフラニール ……… （抗うつ薬）105
ドラール…………… （睡眠薬）123
トラゼンタ ……… （血糖降下薬）133
トラディアンス …… （血糖降下薬）141
トラマール ……… （オピオイド）85
トラムセット ……… （オピオイド）87
トリプタノール …… （抗うつ薬）104
トリンテリックス …（抗うつ薬）103
ドルナー…………（抗血小板薬）53
ドルミカム
　…… （不穏に対する向精神薬）96
トルリシティ ……（血糖降下薬）130
トレシーバ …（インスリン製剤）154

ナ
ナイキサン ………（解熱鎮痛薬）68
ナトリックス …………（利尿薬）41

ナルサス …………… （オピオイド）79
ナルベイン ………… （オピオイド）80
ナルラピド ………… （オピオイド）79

ニ
ニフェジピン ……………（降圧薬）4
ニフレック …………（下剤）212
ニューロタン ………… （降圧薬）7

ネ
ネオキシテープ
　………… （排尿障害治療薬）218
ネオシネジン …（昇圧薬・強心薬）20
ネシーナ ………（血糖降下薬）133
ネルボン ……………（睡眠薬）122

ノ
ノイロトロピン ……（解熱鎮痛薬）72
ノボラピッド…（インスリン製剤）145
ノボラピッド30ミックス
　…………（インスリン製剤）150
ノボラピッド50ミックス
　…………（インスリン製剤）151
ノボリン30R …（インスリン製剤）151
ノボリンN ……（インスリン製剤）149
ノボリンR ……（インスリン製剤）148
ノルアドリナリン
　………… （昇圧薬・強心薬）18
ノルバスク ………………（降圧薬）4

ハ
バイアスピリン……（抗血小板薬）54
ハイペン …………（解熱鎮痛薬）65
パキシル …………（抗うつ薬）101
バクタ………（抗菌薬〈内服薬〉）247
パシーフ …………（オピオイド）80

xxxvi

バップフォー ‥（排尿障害治療薬）219
バナルジン ………（抗血小板薬）51
ハベカシン ……（抗菌薬〈注射薬〉）255
ハルシオン ………………（睡眠薬）119
ハルナール ‥（排尿障害治療薬）222
パルミコート ……（喘息吸入薬）188
バンコマイシン塩酸塩
　　………（抗菌薬〈注射薬〉）254
バンデル
　……（ステロイド薬〈外用剤〉）174
パントシン ………………（下剤）213
ハンプ………………（利尿薬）47

ヒ

ビクシリン ‥（抗菌薬〈注射薬〉）258
ビクトーザ ………（血糖降下薬）130
ビスダーム
　……（ステロイド薬〈外用剤〉）175
ピトレシン ……（昇圧薬・強心薬）19
ヒドロクロロチアジド…（利尿薬）41
ビビアント（骨粗鬆症治療薬）228
ビベスピ………（COPD吸入薬）201
ピモベンダン…（昇圧薬・強心薬）22
ヒューマリン3/7
　………………（インスリン製剤）152
ヒューマリンN
　………………（インスリン製剤）150
ヒューマリンR
　………………（インスリン製剤）148
ヒューマログ…（インスリン製剤）146
ヒューマログミックス25
　………………（インスリン製剤）153
ヒューマログミックス50
　………………（インスリン製剤）153
ヒルナミン
　……（不穏に対する向精神薬）94
ビレーズトリ ‥（COPD吸入薬）203

フ

フィアスプ ‥…（インスリン製剤）147
フェンタニル………（オピオイド）80
フェントステープ…（オピオイド）81
フォシーガ ………（血糖降下薬）137
フォルテオ ‥（骨粗鬆症治療薬）233
ブデホル（喘息・COPD吸入薬）195
プラザキサ ………（抗凝固薬）60
フラジール…（抗菌薬〈内服薬〉）240
ブラダロン ‥（排尿障害治療薬）221
プラビックス ………（抗血小板薬）51
プラリア………（骨粗鬆症治療薬）229
フリバス ……（排尿障害治療薬）223
プリリンタ…………（抗血小板薬）52
プリンペラン ……………（下剤）215
フルイトラン ………（利尿薬）42
フルコート
　……（ステロイド薬〈外用剤〉）178
ブルゼニド ………………（下剤）207
フルタイド ……（喘息吸入薬）188
フルティフォーム‥（喘息吸入薬）196
ブルフェン …………（解熱鎮痛薬）66
フルメタ
　……（ステロイド薬〈外用剤〉）175
プレタール …………（抗血小板薬）54
プレドニゾロン
　…（ステロイド薬〈全身投与〉）163
プレドニゾロン
　……（ステロイド薬〈外用剤〉）184
プレドニン
　…（ステロイド薬〈全身投与〉）163
プロサイリン ………（抗血小板薬）53
プロタノール………（抗不整脈薬）37
プロタノール L
　………………（昇圧薬・強心薬）18
プロノン……………（抗不整脈薬）30

プロプレス ……………………（降圧薬）8
フロモックス（抗菌薬〈内服薬〉）243

ヘ

ベイスン ……………………（血糖降下薬）135
ベオーバ ……………（排尿障害治療薬）221
ベサコリン …（排尿障害治療薬）224
ベシケア ……………（排尿障害治療薬）220
ベタニス ……………（排尿障害治療薬）221
ベチジン塩酸塩注射液
　……………………………（オピオイド）81
ベトネベート
　……（ステロイド薬〈外用剤〉）178
ベニシリンGカリウム
　………………………（抗菌薬〈注射薬〉）258
ベネトリン
　…………………（喘息・COPD吸入薬）191
ベプリコール ………（抗不整脈薬）33
ベルソムラ ……………………（睡眠薬）124
ヘルベッサー …………………（降圧薬）5
ヘルベッサー ………（抗不整脈薬）34
ベロテック
　…………………（喘息・COPD吸入薬）191
ベンザリン ……………………（睡眠薬）122

ホ

ボアラ
　……（ステロイド薬〈外用剤〉）179
ホクナリン ……………………（喘息）204
ホスミシン
　………………………（抗菌薬〈内服薬〉）244
ボスミン………（昇圧薬・強心薬）19
ボナロン（骨粗鬆症治療薬）230
ボノテオ……（骨粗鬆症治療薬）230
ホリゾン
　………（不穏に対する向精神薬）96
ホリゾン…………………（抗不安薬）115

ボルタレン …………（解熱鎮痛薬）65
ポンタール …………（解熱鎮痛薬）64
ボンビバ………（骨粗鬆症治療薬）231

マ

マイザー
　……（ステロイド薬〈外用剤〉）176
マイスリー ……………………（睡眠薬）118
マグコロール …………………（下剤）211
麻子仁丸エキス …………（下剤）214
マンジャロ ……………（血糖降下薬）133
マンニットール ………（利尿薬）46
マンニットールS ………（利尿薬）46

ミ

ミカムロ………………………（降圧薬）12
ミカルディス ……………………（降圧薬）8
ミノマイシン
　…………………（抗菌薬〈内服薬〉）246
ミルリーラ ……（昇圧薬・強心薬）23

メ

メイラックス …………（抗不安薬）115
メインテート ……………………（降圧薬）9
メインテート ……（抗不整脈薬）31
メキシチール………（抗不整脈薬）28
メサデルム
　……（ステロイド薬〈外用剤〉）179
メサペイン ……………（オピオイド）82
メトグルコ……（血糖降下薬）138
メトリジン……（昇圧薬・強心薬）20
メドロール
　…（ステロイド薬〈全身投与〉）164
メプチン…（喘息・COPD吸入薬）192
メロペン……（抗菌薬〈注射薬〉）253

モ

モーラス ……………（解熱鎮痛薬）66
モニラック ……………（下剤）206
モビコール ……………（下剤）206
モビプレップ ……………（下剤）212
モルヒネ塩酸塩（水和物）
　　　　　　……………（オピオイド）82
モルヒネ硫酸塩水和物
　　　　　　……………（オピオイド）83

ユ・ヨ

ユーロジン ……………（睡眠薬）122
ユナシン ……（抗菌薬〈注射薬〉）259
ユニシア ……………（降圧薬）12
ユリーフ ……（排尿障害治療薬）223
ヨーデルS ……………（下剤）207

ラ

ライゾデグ ……（インスリン製剤）157
ラキソベロン ……………（下剤）208
ラシックス ……………（利尿薬）40
ラニラピッド ……（抗不整脈薬）35
ラフェンタテープ ……（オピオイド）83
ランタス ……（インスリン製剤）155
ランタスXR ……（インスリン製剤）155

リ

リーゼ ……………（抗不安薬）111
リクシアナ ……………（抗凝固薬）61
リクラスト ……（骨粗鬆症治療薬）231
リスパダール
　　……（不穏に対する向精神薬）92
リスミー ……………（睡眠薬）120
リズミック ……（昇圧薬・強心薬）21
リスモダン ……………（抗不整脈薬）27

リドカイン点滴静注液1%「タカタ」
　　　　　　……（抗不整脈薬）29
リドメックス
　　……（ステロイド薬〈外用剤〉）183
リフレックス ………（抗うつ薬）104
リベルサス ……（血糖降下薬）130
リメタゾン
　　……（ステロイド薬〈全身投与〉）169
硫酸アトロピン ……（抗不整脈薬）37
リンゼス ……………（下剤）212
リンデロン
　　……（ステロイド薬〈全身投与〉）167
リンデロン-DP
　　……（ステロイド薬〈外用剤〉）176
リンデロン-V
　　……（ステロイド薬〈外用剤〉）180
リンデロン-VG
　　……（ステロイド薬〈外用剤〉）180

ル

ルーラン
　　……（不穏に対する向精神薬）92
ルジオミール ………（抗うつ薬）106
ルセフィ ……（血糖降下薬）137
ルネスタ ……………（睡眠薬）119
ルプラック ……………（利尿薬）41
ルボックス ………（抗うつ薬）102
ルムジェブ ……（インスリン製剤）147

レ

レキソタン ……………（抗不安薬）112
レクサプロ ………（抗うつ薬）100
レザルタス ……………（降圧薬）13
レスリン
　　……（不穏に対する向精神薬）97
レダコート
　　……（ステロイド薬〈全身投与〉）165

レダコート
　　……（ステロイド薬〈外用剤〉）183

レニベース……………………（降圧薬）9

レベタン……………………（オピオイド）87

レベミル…………（インスリン製剤）156

レボトミン
　　………（不穏に対する向精神薬）94

レルベア
　　………（喘息・COPD吸入薬）196

レンドルミン………………（睡眠薬）121

ロ

ロカルトロール
　　……………（骨粗鬆症治療薬）235

ロキソニン…………（解熱鎮痛薬）67

ロコイド
　　……（ステロイド薬〈外用剤〉）184

ロセフィン …（抗菌薬〈注射薬〉）25□

ロゼレム…………………（睡眠薬）12□

ロトリガ……………（抗血小板薬）5□

ロピオン……………（解熱鎮痛薬）6□

ワ

ワーファリン ………（抗凝固薬）62

ワイパックス ………（抗不安薬）113

ワソラン……………（抗不整脈薬）34

ワンデュロ ………（オピオイド）84

ワントラム…………（オピオイド）85

欧文

MSコンチン…………（オピオイド）75

MSツワイスロン ……（オピオイド）76

一般名索引

和文

ア

アカルボース……………………… 134
アクリジニウム臭化物…………… 197
アジスロマイシン水和物………… 245
アジルサルタン……………………… 5
アスピリン……………………… 54,64
アスピリン/ボノプラザン
　フマル酸塩…………………… 56
アスピリン/ランソプラゾール…… 56
アセタゾラミド…………………… 45
アセタゾラミドナトリウム……… 45
アセトアミノフェン………… 70,71,72
アゼルニジピン…………………… 3
アゼルニジピン・オルメサルタン
　メドキソミル…………………… 13
アゾセミド………………………… 40
アデノシン三リン酸二ナトリウム
　水和物…………………………… 36
アテノロール……………………… 30
アドレナリン………………… 16,19
アトロピン硫酸塩………………… 36
アトロピン硫酸塩水和物………… 37
アバロパラチド塩酸塩…………… 234
アピキサバン……………………… 61
アプリンジン塩酸塩……………… 27
アミオダロン塩酸塩……………… 32
アミトリプチリン塩酸塩………… 104
アムシノニド……………………… 175
アムロジピンベシル酸塩………… 3,4
アムロジピンベシル酸塩・
　カンデサルタン シレキセチル… 12
アメジニウムメチル硫酸塩……… 21
アモキサピン……………………… 105
アモキシシリン水和物…………… 241
アリピプラゾール………………… 93

アルクロメタゾンプロピオン酸
　エステル……………………… 181
アルファカルシドール…………… 234
アルプラゾラム…………………… 111
アルベカシン硫酸塩……………… 255
アレンドロン酸ナトリウム水和物
　……………………………… 230
アログリプチン安息香酸塩……… 133
アログリプチン安息香酸塩・
　メトホルミン塩酸塩…………… 139
アンピシリンナトリウム………… 258
アンピシリンナトリウム・
　スルバクタムナトリウム……… 259

イ

イコサペント酸エチル…………… 55
イソソルビド……………………… 46
イソプロテレノール……………… 37
イバンドロン酸ナトリウム水和物
　……………………………… 231
イブプロフェン…………………… 66
イプラグリフロジン L-プロリン… 136
イプラトロピウム臭化物水和物… 199
イミダフェナシン…………… 218,219
イミプラミン塩酸塩……………… 105
イメグリミン塩酸塩……………… 139
イルベサルタン…………………… 6
インスリン アスパルト… 144,145,147
インスリン グラルギン……… 154,155
インスリン グラルギン・
　リキシセナチド………………… 157
インスリン グルリジン………… 144
インスリン デグルデク………… 154
インスリン デグルデク・
　リラグルチド…………………… 158
インスリン デグルデク・
　インスリン アスパルト……… 157

一般名索引　xli

インスリン デテミル ……………156
インスリン ヒト ………………148
インスリン リスプロ ‥145,146,147,153
インダカテロールマレイン酸塩
……………………………189
インダカテロールマレイン酸塩・
グリコピロニウム臭化物・
モメタゾンフランカルボン酸
エステル ………………202
インダカテロールマレイン酸塩・
モメタゾンフランカルボン酸
エステル ………………193
インダパミド …………………41

ウ

ウメクリジニウム臭化物 …………197
ウメクリジニウム臭化物・
ビランテロールトリフェニル
酢酸塩 …………………199
ウラピジル ……………………222

エ

エスシタロプラムシュウ酸塩 ……100
エスゾピクロン …………………119
エスタゾラム ……………………122
エストリオール …………………228
エチゾラム ………………………110
エチレフリン塩酸塩 ………………22
エドキサバントシル酸塩水和物 ……61
エトドラク ………………………65
エナラプリルマレイン酸塩 …………9
エフェドリン ……………………21
エプレレノン ……………………43
エルカトニン ……………………232
エルデカルシトール ……………235
エロビキシバット水和物 …………210
塩化ナトリウム・塩化カリウム・
炭酸水素ナトリウム・無水硫酸
ナトリウム ……………212
エンパグリフロジン ……………135

エンパグリフロジン・
リナグリプチン …………141

オ

オオウメガサソウエキス、ハコヤナ
ギエキス、セイヨウオキナグサエ
キス、スギナエキス、精製小麦胚
芽油 ……………………226
オキサゾラム ……………………114
オキシコドン塩酸塩水和物 ‥76,77,78
オキシブチニン塩酸塩 …………218
オメガ-3脂肪酸エチル …………55
オランザピン ……………………91
オルメサルタン メドキソミル ……6

カ

カナグリフロジン水和物 …………135
カルシトリオール ………………235
カルベジロール …………………10
カルベリチド ……………………47
カンデサルタン シレキセチル ……8
カンレノ酸カリウム ………………43

ク

クアゼパム ………………………123
クエチアピンフマル酸塩 …………91
クエン酸マグネシウム …………211
クラブラン酸カリウム・
アモキシシリン水和物 ……241
クラリスロマイシン ……………244
グリクラジド ……………………128
グリコピロニウム臭化物 …………198
グリコピロニウム臭化物・インダ
カテロールマレイン酸塩 ……200
グリコピロニウム臭化物・ホルモ
テロールフマル酸塩水和物 ……201
グリセリン ………………………211
グリメピリド ……………………128
クリンダマイシン塩酸塩 …………240

クリンダマイシンリン酸エステル
.... 256
クロキサゾラム 113
クロチアゼパム 111
クロピドグレル硫酸塩 51
クロピドグレル硫酸塩／アスピリン
.... 57
クロベタゾールプロピオン酸
エステル 172
クロベタゾン酪酸エステル 182
クロミプラミン塩酸塩 106
クロモグリク酸ナトリウム 201
クロルプロマジン 95

ケ・コ

ケトプロフェン 66
コデインリン酸塩水和物 84
コハク酸ソリフェナシン 220
コルチゾン酢酸エステル 160

サ

サクビトリルバルサルタン
ナトリウム水和物 11
サルブタモール硫酸塩 190,191
サルポグレラート塩酸塩 50
サルメテロールキシナホ酸塩 190
サルメテロールキシナホ酸塩・
フルチカゾンプロピオン酸
エステル 193
（重質）酸化マグネシウム 206

シ

ジアゼパム 95,96,114,115
シクレソニド 187
ジクロフェナクナトリウム 65
ジゴキシン 35
ジスチグミン臭化物 224
ジソピラミドリン酸塩 27
シタグリプチンリン酸塩水和物
.... 131,132

シタグリプチンリン酸塩水和物・
イプラグリフロジン L-プロリン
.... 141
シタフロキサシン水和物 239
ジフルコルトロン吉草酸エステル .. 173
ジフルプレドナート 176
シプロフロキサシン塩酸塩 238
ジフロラゾン酢酸エステル 172
シベンゾリンコハク酸塩 26
ジルチアゼム塩酸塩 5,34
シルニジピン 2
シロスタゾール 54
シロドシン 223

ス

スピロノラクトン 42
スボレキサント 124
スルピリン 69
スルファメトキサゾール・
トリメトプリム 247

セ

セファクロル 242
セファゾリンナトリウム水和物 250
セファレキシン 242
セフェピム塩酸塩水和物 252
セフォペラゾンナトリウム・
スルバクタムナトリウム 252
セフカペン ピボキシル塩酸塩
水和物 243
セフジニル 243
セフトリアキソンナトリウム水和物
.... 251
セフメタゾールナトリウム 250
セマグルチド 129,130
セルトラリン塩酸塩 100
セルニチンポーレンエキス 225
セレコキシブ 68
センナ 207

一般名索引　xliii

センナエキス ……………………… 207
センノシドA・B ………………… 207

ソ

ソタロール塩酸塩 ………………… 33
ゾピクロン ……………………… 118
ゾルピデム酒石酸塩 ……………… 118
ゾレドロン酸水和物 ……………… 231

タ

ダイオウ・センナ ………………… 208
大黄甘草湯 ……………………… 214
大建中湯 ………………………… 213
タゾバクタム・ピペラシリン水和物
　　…………………………… 257
タダラフィル …………………… 224
ダパグリフロジンプロピレングリ
　　コール水和物 ……………… 137
ダビガトランエテキシラートメタン
　　スルホン酸塩 ………………… 60
ダプトマイシン ………………… 255
タムスロシン塩酸塩 …………… 222
炭酸水素ナトリウム・無水リン酸
　　二水素ナトリウム ………… 210
タンドスピロンクエン酸塩 …… 116

チ

チアラミド塩酸塩 ………………… 69
チオトロピウム臭化物・オロダテ
　　ロール塩酸塩 ………………… 200
チオトロピウム臭化物水和物 … 198
チカグレロル ……………………… 52
チクロピジン塩酸塩 ……………… 51
チルゼパチド …………………… 133

ツ・テ

ツロブテロール ………………… 204
テイコプラニン ………………… 253
デキサメタゾン …………… 166,181,182
デキサメタゾン吉草酸エステル 179

デキサメタゾンパルミチン酸
　　エステル …………………… 16○
デキサメタゾンプロピオン酸
　　エステル …………………… 179
デキサメタゾンリン酸エステル 16○
テネリグリプチン臭化水素酸塩
　　水和物 ……………………… 140
テネリグリプチン臭化水素酸塩水
　　和物・カナグリフロジン水和物
　　…………………………… 140
デノスマブ ……………………… 229
デノパミン ………………………… 17
デプロドンプロピオン酸エステル
　　…………………………… 177
デュタステリド ………………… 225
デュラグルチド ………………… 130
デュロキセチン塩酸塩 ………… 102
テリパラチド …………………… 233
テリパラチド酢酸塩 …………… 233
テルミサルタン …………………… 8
テルミサルタン/
　　アムロジピンベシル酸塩 …… 12

ト

ドカルパミン ……………………… 17
ドキサゾシンメシル酸塩 ………… 10
ドパミン塩酸塩 ……………… 16,17
トフィソパム …………………… 110
ドブタミン塩酸塩 ………………… 18
トホグリフロジン水和物 ……… 136
トラセミド ………………………… 41
トラゾドン塩酸塩 ………………… 97
トラマドール塩酸塩 ………… 85,86
トラマドール塩酸塩・
　　アセトアミノフェン ……… 87,88
トリアゾラム …………………… 119
トリアムシノロン ……………… 165
トリアムシノロンアセトニド 168,183
トリクロルメチアジド …………… 42
トルバプタン ……………………… 44

ヘルバブタンリン酸エステル
　ナトリウム ……………………… 44
ドロキシドパ …………………………… 21

ナ

ナトリウム・カリウム・
　アスコルビン酸 ……………… 212
ナフトピジル …………………………… 223
ナプロキセン ……………………………… 68
ナルデメジントシル酸塩 ……… 209

ニ

二相性プロタミン結晶性インスリン
　アスパルト ……………… 150,151
ニトラゼパム ……………………… 122
ニフェカラント塩酸塩 ……………… 32
ニフェジピン ……………………………… 2,4

ノ

濃グリセリン・果糖 ……………… 47
ノルアドレナリン ………………… 18

ハ

バゼドキシフェン酢酸塩 ……… 228
バソプレシン ……………………………… 19
バルサルタン ………………………………… 7
パロキセチン塩酸塩水和物 ……… 101
ハロペリドール ……………………… 93
バンコマイシン塩酸塩 …… 246,254
パンテチン ………………………… 213

ヒ

ピオグリタゾン塩酸塩 ………… 138
ピコスルファートナトリウム水和物
　……………………………………… 208
ビサコジル ……………………… 210
ビソプロロールフマル酸塩 …… 9,31
ヒトイソフェンインスリン … 149,150
ヒト二相性イソフェンインスリン
　………………………………… 151,152

ヒドロキシジン塩酸塩 …………… 98
ヒドロクロロチアジド …………… 41
ヒドロコルチゾン ………………… 160
ヒドロコルチゾンコハク酸エステル
　……………………………………… 161
ヒドロコルチゾン酪酸エステル … 184
ヒドロモルフォン塩酸塩 …… 79,80
ビベグロン ……………………… 221
ピモベンダン ……………………… 22
ビランテロールトリフェニル酢酸・
　フルチカゾンフランカルボン酸
　エステル ……………………… 196
ピルシカイニド塩酸塩水和物 …… 29
ビルダグリプチン ……………… 131
ビルダグリプチン・
　メトホルミン塩酸塩 ………… 140

フ

フェソテロジンフマル酸塩 …… 219
フェニレフリン塩酸塩 …………… 20
フェノテロール臭化水素酸塩 …… 191
フェンタニル ………… 78,83,84
フェンタニルクエン酸塩 74,75,80,81
ブデソニド ……………………… 188
ブデソニド・グリコピロニウム臭化
　物・ホルモテロールフマル酸塩
　水和物 ………………………… 203
ブデソニド・ホルモテロールフマル
　酸塩水和物 ………………… 194,195
ブプレノルフィン塩酸塩 ………… 87
プラスグレル塩酸塩 ……………… 50
フラボキサート塩酸塩 ………… 221
フルオシノニド ………………… 174
フルオシノロンアセトニド …… 178
フルチカゾンフランカルボン酸
　エステル ……………………… 186
フルチカゾンプロピオン酸エステル
　……………………………………… 188

一般名索引　xlv

フルチカゾンプロピオン酸エステル・ウメクリジニウム臭化物・ビランテロールトリフェニル酢酸塩 …… 203
フルチカゾンプロピオン酸エステル・ホルモテロールフマル酸塩水和物 …… 196
フルニトラゼパム …… 121
フルボキサミンマレイン酸塩 101,102
フルルビプロフェン アキセチル …… 67
フレカイニド酢酸塩 …… 29
プレドニゾロン …… 163,184
プレドニゾロン吉草酸エステル酢酸エステル …… 183
プレドニゾロンコハク酸エステル …… 163
プロカインアミド塩酸塩 …… 26
プロカテロール塩酸塩水和物 …… 192
フロセミド …… 40
プロチゾラム …… 121
プロパフェノン塩酸塩 …… 30
プロピベリン塩酸塩 …… 219
プロプラノロール塩酸塩 …… 31
ブロマゼパム …… 112

ヘ

ベクロメタゾンプロピオン酸エステル …… 187
ベタネコール塩化物 …… 224
ベタメタゾン …… 167
ベタメタゾン吉草酸エステル …… 178,180
ベタメタゾン吉草酸エステル・ゲンタマイシン硫酸塩 …… 180
ベタメタゾンジプロピオン酸エステル …… 176
ベタメタゾン酪酸エステルプロピオン酸エステル …… 173
ベタメタゾンリン酸エステル …… 167
ベチジン塩酸塩 …… 81

ベニジピン塩酸塩 …… 3
ベプリジル塩酸塩水和物 …… 3
ベラパミル塩酸塩 …… 3
ベラプロストナトリウム …… 5.
ペロスピロン …… 9
ベンジルペニシリンカリウム …… 258
ペンタゾシン …… 8
ベンラファキシン塩酸塩 …… 103

ホ

ボグリボース …… 135
ホスホマイシンカルシウム水和物 …… 244
ボルチオキセチン臭化水素酸塩 103
ホルモテロールフマル酸塩水和物 …… 189

マ

マクロゴール4000 …… 206
麻子仁丸 …… 214
マプロチリン塩酸塩 …… 106

ミ

ミアンセリン塩酸塩 …… 97
ミグリトール …… 134
ミダゾラム …… 96
ミチグリニドカルシウム水和物 …… 129
ミチグリニドカルシウム水和物・ボグリボース …… 140
ミドドリン塩酸塩 …… 20
ミノサイクリン塩酸塩 …… 246
ミノドロン酸水和物 …… 230
ミラベグロン …… 221
ミルタザピン …… 104
ミルリノン …… 23

メ

メキシレチン塩酸塩 …… 28
メサドン塩酸塩 …… 82
メシル酸ガレノキサシン水和物 …… 239

メチルジゴキシン ……… 35	リバーロキサバン ……… 60
メチルプレドニゾロン ……… 164	リマプロスト アルファデクス …… 52
メチルプレドニゾロンコハク酸	リラグルチド ……… 130
エステル ……… 162	リルマザホン塩酸塩水和物 ……… 120
メチルプレドニゾロン酢酸エステル	
……… 168	**ル**
メトクロプラミド ……… 215	ルセオグリフロジン水和物 ……… 137
メトホルミン塩酸塩 ……… 138	ルビプロストン ……… 209
メトロニダゾール ……… 240	
メナテトレノン ……… 235	**レ**
メフェナム酸 ……… 64	レボフロキサシン水和物 ……238,257
メロペネム水和物 ……… 253	レボメプロマジンマレイン酸塩 …… 94
	レンボレキサント ……… 125
モ	
モサプリドクエン酸塩 ……… 214	**ロ**
モメタゾンフランカルボン酸	ロキソプロフェンナトリウム …… 67
エステル ……… 175,186	ロサルタンカリウム ……… 7
モルヒネ塩酸塩 ……… 74,78,82	ロフラゼプ酸エチル ……… 115
モルヒネ塩酸塩水和物 ……… 80	ロモソズマブ ……… 232
モルヒネ硫酸塩 ……… 76	ロラゼパム ……… 113
モルヒネ硫酸塩水和物 ……… 75,83	ロルメタゼパム ……… 120
ラ	**ワ**
酪酸プロピオン酸ヒドロコルチゾン	ワクシニアウイルス接種家兎炎症
……… 174	皮膚抽出液 ……… 72
ラクツロース ……… 206	ワルファリンカリウム ……… 62
ラメルテオン ……… 124	
ラロキシフェン塩酸塩 ……… 228	**欧文**
	dl-イソプレナリン塩酸塩 ……… 37
リ	D-マンニトール ……… 46
リスペリドン ……… 92	D-マンニトール・D-ソルビトール
リセドロン酸ナトリウム ……… 229	……… 46
リドカイン ……… 28,29	L-アスパラギン酸カルシウム
リナグリプチン ……… 133	水和物 ……… 236
リナクロチド ……… 212	*l*-イソプレナリン塩酸塩 ……18,37
リネゾリド ……… 254	

一般名索引　**xlvii**

● 主な製薬・販売会社（五十音順）

製薬・販売会社名	本書の表記
ア	
旭化成ファーマ株式会社	旭化成ファーマ
アステラス製薬株式会社	アステラス
アストラゼネカ株式会社	アストラゼネカ
アッヴィ合同会社	アッヴィ
アムジェン株式会社	アムジェン
あゆみ製薬株式会社	あゆみ
アルフレッサ ファーマ株式会社	アルフレッサ ファーマ
EAファーマ株式会社	EAファーマ
岩城製薬株式会社	岩城
ヴィアトリス製薬合同会社	ヴィアトリス
エーザイ株式会社	エーザイ
MSD株式会社	MSD
LTLファーマ株式会社	LTLファーマ
大塚製薬株式会社	大塚
小野薬品工業株式会社	小野
オルガノン株式会社	オルガノン
カ	
科研製薬株式会社	科研
キッセイ薬品工業株式会社	キッセイ
京都薬品工業株式会社	京都薬品
杏林製薬株式会社	杏林
協和キリン株式会社	協和キリン
共和薬品工業株式会社	共和
グラクソ・スミスクライン株式会社	GSK
クリニジェン株式会社	クリニジェン
興和株式会社	興和

サ

佐藤製薬株式会社	佐藤
サノフィ株式会社	サノフィ
サンド株式会社	サンド
サンドファーマ株式会社	サンドファーマ
サンファーマ株式会社	サンファーマ
株式会社三和化学研究所	三和
塩野義製薬株式会社	塩野義
ジェイドルフ製薬株式会社	ジェイドルフ
住友ファーマ株式会社	住友ファーマ
ゼリア新薬工業株式会社	ゼリア

タ

第一三共株式会社	第一三共
大正製薬株式会社	大正
大鵬薬品工業株式会社	大鵬
太陽ファルマ株式会社	太陽ファルマ
高田製薬株式会社	高田
武田テバファーマ株式会社	武田テバ
武田薬品工業株式会社	武田薬品
田辺三菱製薬株式会社	田辺三菱
チェプラファーム株式会社	チェプラファーム
中外製薬株式会社	中外
帝國製薬株式会社	帝國
帝人ファーマ株式会社	帝人ファーマ
テルモ株式会社	テルモ
東菱薬品工業株式会社	東菱
東レ株式会社	東レ
東和薬品株式会社	東和
トーアエイヨー株式会社	トーアエイヨー
鳥居薬品株式会社	鳥居

ナ

日医工株式会社	日医工
日新製薬株式会社	日新製薬
ニプロ株式会社	ニプロ
ニプロESファーマ株式会社	ニプロES
日本イーライリリー株式会社	リリー
日本新薬株式会社	日本新薬
日本臓器製薬株式会社	日本臓器
日本ベーリンガーインゲルハイム株式会社	ベーリンガー
ノバルティス ファーマ株式会社	ノバルティス
ノボ ノルディスク ファーマ株式会社	ノボ

ハ

バイエル薬品株式会社	バイエル
久光製薬株式会社	久光
ファイザー株式会社	ファイザー
富士フイルム富山化学株式会社	富士フイルム富山化学
藤本製薬株式会社	藤本
扶桑薬品工業株式会社	扶桑
ブリストル・マイヤーズ スクイブ株式会社	ブリストル
堀井薬品工業株式会社	堀井

マ

丸石製薬株式会社	丸石
マルホ株式会社	マルホ
Meiji Seikaファルマ株式会社	Meiji Seika
持田製薬株式会社	持田

ヤ

ヤンセンファーマ株式会社	ヤンセン
株式会社陽進堂	陽進堂

● 略語一覧

ARB	angiotensin II receptor blocker	アンジオテンシンII受容体拮抗薬
ACE阻害薬	angiotensin converting enzyme inhibitor	アンジオテンシン変換酵素阻害薬
ANP	atrial natriuretic peptide	心房性ナトリウム利尿ペプチド
ARNI	angiotensin receptor neprilysin inhibitor	アンジオテンシン受容体ネプリライシン阻害薬
Ccr	creatinine clearance	クレアチニンクリアランス
COPD	chronic obstructive pulmonary disease	慢性閉塞性肺疾患
CR	controlled release	成分溶解を調整した薬剤
DPI	dry powder inhaler	ドライパウダー吸入器
L	long acting	持続型薬剤
MIC	minimum inhibitory concentration	最小発育阻止濃度
OD錠	oral dispersing tablet	口腔内崩壊錠
pMDI	pressurized metered dose inhaler	加圧噴霧式吸入器
ROO	rapid onset opioido	速効性オピオイド
SERM	selective estrogen receptor modulator	選択的エストロゲン受容体モジュレーター
SIADH	syndrome of inappropriate secretion of antidiuretic hormon	抗利尿ホルモン不適切分泌症
SJS	Stevens-Johnson syndrome	皮膚粘膜眼症候群
TEN	toxic epidermal necrolysis	中毒性表皮壊死融解症

塩化カリウム注射液の使用で「絶対に守るべきこと」

　塩化カリウム注射液は、低カリウム血症を改善するために頻繁に使用される薬剤です。しかし、使用方法を誤ると命にかかわる事故を引き起こす可能性があるため、看護師として正しい取り扱いが求められます。

　まず、絶対にワンショット静注（ボーラス投与）は行わないでください。必ず希釈し、投与濃度（40mEq/L以下）、投与速度（20mEq/時以下）、1日投与量（100mEq/日以下）を厳守する必要があります。この基本ルールに例外はありません。過去には、希釈せず急速静注を行ったことで心停止や不整脈を引き起こし、患者が亡くなる事故が報告されています。

　また、高濃度の塩化カリウムを末梢静脈ラインから投与すると、静脈炎のリスクが高まるため注意が必要です。「希釈して」「ゆっくり」という基本を常に意識しましょう。

　特に、新人看護師が医療事故の当事者となるケースが多いことが指摘されています。対策として、プレフィルド製剤を導入し、アンプル製品を廃止するなどの仕組みづくりが効果的です。また、自施設のリスクを自己点検し、全職員が安全に向けて行動する体制を整えることが大切です。

　塩化カリウム注射液の取り扱いは決して軽視できません。看護師としての責任感を持ち、正しい知識と手順を実践することで患者の安全を守りましょう。

（村川公央）

降圧薬

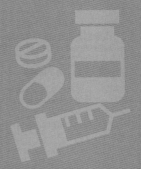

カルシウム拮抗薬

ジヒドロピリジン系

商品名と剤形	**アダラート®**（バイエル）
	●錠剤（CR〈徐放〉）
一般名	ニフェジピン

A 0 20 BAYER

降圧薬としての用法・用量
- 高血圧症は1回20〜40mgを1日1回（1日10〜20mgより開始し、最大1日40mgを1日2回）
- 腎実質性高血圧症、腎血管性高血圧症は1回20〜40mgを1日1回（ただし1日10〜20mgより開始し、必要に応じ漸次増量）

重大な副作用
肝機能障害・黄疸、紅皮症（剥脱性皮膚炎）、無顆粒球症、血小板減少、意識障害

最高血中濃度到達時間（投与量）
7.0時間（高齢〈65歳以上〉の本態性高血圧患者にCR錠20mg単回投与）

半減期（投与量）
11.7時間（高齢〈65歳以上〉の本態性高血圧患者にCR錠20mg単回投与）

商品名と剤形	**アテレック®**（持田）
	●錠剤
一般名	シルニジピン

AJ 1 10

降圧薬としての用法・用量
- 1回5〜10mgを1日1回朝食後（最大1回20mg/日）
- 重症高血圧症は1日1回10〜20mgを朝食後

重大な副作用
肝障害・黄疸、血小板減少

最高血中濃度到達時間（投与量）
約2.8〜3.7時間（10mg反復投与）

半減期（投与量）
α相：約1.0〜1.1時間、β相：約5.2〜8.1時間（10mg反復投与）

商品名と剤形	**アムロジン**® (住友ファーマ) ●錠剤 ●OD錠
一般名	アムロジピンベシル酸塩

アムロジン2.5　アムロジンOD2.5

降圧薬

降圧薬としての用法・用量
● 2.5〜5mgを1日1回（効果不十分な場合は1日1回10mgまで増量可）

重大な副作用
劇症肝炎、肝機能障害、黄疸、無顆粒球症、白血球減少、血小板減少、房室ブロック、徐脈、めまい、横紋筋融解症

最高血中濃度到達時間（投与量）
約5.5〜6.0時間（錠剤・OD錠2.5、5mg）

半減期（投与量）
約35.4〜37.8時間（錠剤・OD錠2.5、5mg）

商品名と剤形	**カルブロック**® (第一三共) ●錠剤
一般名	アゼルニジピン

SANKYO 241

降圧薬としての用法・用量
● 1回8〜16mgを1日1回朝食後（最大1日16mg）。開始量は1回8mgあるいはさらに低用量

重大な副作用
不整脈、洞停止、肝障害・黄疸

最高血中濃度到達時間（投与量）
約2.3〜2.7時間（5、10、15mg）

半減期（投与量）
β相：約14.6〜20.9時間（5、10、15mg）

商品名と剤形	**コニール**® (協和キリン) ●錠剤
一般名	ベニジピン塩酸塩

KH208

カルシウム拮抗薬

降圧薬としての用法・用量
- 1回2〜4mgを1日1回朝食後（最大1回8mg/日）
- 重症高血圧症は1日1回4〜8mgを朝食後

重大な副作用
肝機能障害・黄疸

最高血中濃度到達時間（投与量）
約0.8〜1.1時間（2、4、8mg）

半減期（投与量）
約1.0〜1.7時間（4、8mg）

商品名と剤形	**ニフェジピン**（各社）
	●錠剤（L錠〈徐放〉、CR錠〈徐放〉）
	●カプセル
一般名	ニフェジピン

降圧薬としての用法・用量
- L：1回10〜20mgを1日2回
- CR：1回20〜40mgを1日1回（1回10〜20mgより開始し、最大1回40mgを1日2回）
- カプセル：1回10mgを1日3回

重大な副作用
紅皮症、無顆粒球症、血小板減少、肝機能障害、黄疸

最高血中濃度到達時間（投与量）
約0.5時間（ニフェジピンカプセル5mg）

半減期（投与量）
約2.4時間（ニフェジピンカプセル5mg）

商品名と剤形	**ノルバスク®**（ヴィアトリス）
	●錠剤　●OD錠
一般名	アムロジピンベシル酸塩

ノルバスク2.5

ノルバスク OD2.5

降圧薬としての用法・用量
- 1回2.5〜5mgを1日1回（最大1回10mg/日）

重大な副作用
肝障害・黄疸、劇症肝炎、無顆粒球症、白血球減少、血小板減少、横紋筋融解症、房室ブロック

最高血中濃度到達時間（投与量）
約5.5～6.0時間（錠剤・OD錠2.5、5mg）

半減期（投与量）
約35.4～37.8時間（錠剤・OD錠2.5、5mg）

ベンゾジアゼピン系

商品名と剤形	**ヘルベッサー**® （田辺三菱） ●錠剤　●カプセル（R）
一般名	ジルチアゼム塩酸塩

TA120

TA303

降圧薬としての用法・用量
- 錠剤：1回30～60mgを1日3回
- カプセル：1回100～200mgを1日1回

重大な副作用
不整脈、うっ血性心不全、肝障害・黄疸、SJS、TEN、紅皮症、急性汎発性発疹性膿疱症

最高血中濃度到達時間（投与量）
約13.6時間（カプセル100mg）

半減期（投与量）
約7.3時間（カプセル100mg）

ARB

商品名と剤形	**アジルバ**® （武田薬品） ●錠剤
一般名	アジルサルタン

アジルバ20

降圧薬としての用法・用量
- 1回20mgを1日1回（最大1日40mg）

重大な副作用
高K血症、血管浮腫、肝機能障害、急性腎不全、ショック、失神、意識消失、横紋筋融解症

最高血中濃度到達時間（投与量）
約1.8～2.4時間（20、40mg）

カルシウム拮抗薬／ARB

半減期（投与量）
約12.8～13.2時間（20、40mg）

商品名と剤形	**アバプロ®** （住友ファーマ）
	●錠剤
一般名	イルベサルタン

アバプロ50

降圧薬としての用法・用量
● 1回50～100mgを1日1回（最大1日200mg）

重大な副作用
高K血症、血管浮腫、肝障害・黄疸、腎不全、低血糖、ショック、失神、意識消失、横紋筋融解症

最高血中濃度到達時間（投与量）
約1.4～2.0時間（50、100、200mg）

半減期（投与量）
約10.1～15.2時間（50、100、200mg）

商品名と剤形	**オルメテック®** （第一三共）
	●OD錠
一般名	オルメサルタン メドキソミル

オルメテック OD20

降圧薬としての用法・用量
● 1回10～20mgを1日1回（最大1日40mg）。開始量は1日5～10mg

重大な副作用
高K血症、血管浮腫、肝障害・黄疸、腎不全、低血糖、ショック、アナフィラキシー、失神、意識消失、横紋筋融解症、血小板減少、重度の下痢

最高血中濃度到達時間（投与量）
約1.7～2.2時間（5、10、20、40mg）

半減期（投与量）
約8.7～11.0時間（5、10、20、40mg）

商品名と剤形	**ディオバン**® （ノバルティス） ●錠剤　●OD錠
一般名	バルサルタン

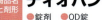

NV 133　　NV 142

降圧薬

降圧薬としての用法・用量
- 1回40〜80mgを1日1回（最大1日160mg）

重大な副作用
高K血症、血管浮腫、肝炎、腎不全、間質性肺炎、低血糖、ショック、失神、意識消失、横紋筋融解症、無顆粒球症、白血球減少、血小板減少、多形紅斑、TEN、SJS、天疱瘡、類天疱瘡

最高血中濃度到達時間（投与量）
約2.0〜3.0時間（錠20、40、80、160mg）

半減期（投与量）
約3.7〜5.7時間（錠20、40、80、160mg）

商品名と剤形	**ニューロタン**® （オルガノン） ●錠剤
一般名	ロサルタンカリウム

952

降圧薬としての用法・用量
- 1回25〜50mgを1日1回（最大1日100mg）

重大な副作用
高K血症、低Na血症、不整脈、血管浮腫、急性肝炎・劇症肝炎、腎不全、低血糖、ショック、アナフィラキシー、失神、意識消失、横紋筋融解症、汎血球減少、白血球減少、血小板減少

最高血中濃度到達時間（投与量）
ロサルタン：約0.7〜1.3時間、カルボン酸体：約2.0〜3.7時間（25、50、100mg）

半減期（投与量）
ロサルタン：約1.5〜2.5時間、カルボン酸体：約3.8〜4.4時間（25、50、100mg）

ARB

商品名と剤形	**ブロプレス®** （武田テバ）

●錠剤

一般名	カンデサルタン シレキセチル

ブロプレス4

降圧薬としての用法・用量
- 1回4〜8mgを1日1回（最大1回12mg/日）
- 腎障害や腎実質性高血圧の場合は、1日1回2mgから開始し、8mgまで増量

重大な副作用
高K血症、血管浮腫、肝障害・黄疸、急性腎不全、間質性肺炎、低血糖、ショック、失神、意識消失、横紋筋融解症、無顆粒球症

最高血中濃度到達時間（投与量）
約4.5〜5.0時間（本態性高血圧症患者に4mg反復投与）

半減期（投与量）
α相：約2.0〜2.2時間、β相：約9.5〜11.2時間（本態性高血圧症患者に4mg反復投与）

商品名と剤形	**ミカルディス®** （ベーリンガー）

●錠剤

一般名	テルミサルタン

51H

降圧薬としての用法・用量
- 1回40mgを1日1回（最大1日80mg）。開始量は1日20mg

重大な副作用
高K血症、血管浮腫、肝障害・黄疸、腎障害、間質性肺炎、低血糖、ショック、アナフィラキシー、失神、意識消失、横紋筋融解症

最高血中濃度到達時間（投与量）
約4.6時間（高血圧患者に40mg）

半減期（投与量）
約20.3時間（高血圧患者に40mg）

ACE阻害薬

降圧薬

商品名と剤形	**レニベース**® （オルガノン） ● 錠剤

一般名	エナラプリルマレイン酸塩

降圧薬としての用法・用量
● 1回5〜10mgを1日1回（腎性・腎血管性高血圧症または悪性高血圧は2.5mgから開始）

重大な副作用
心筋梗塞、狭心症、高K血症、血管浮腫、肝障害、肝不全、急性腎不全、ショック、汎血球減少、無顆粒球症、血小板減少、膵炎、間質性肺炎、剥脱性皮膚炎、TEN、SJS、天疱瘡、錯乱、SIADH

最高血中濃度到達時間（投与量）
約3.3〜5.7時間（2.5、5、10、20mg）

半減期（投与量）
約12.8〜34.1時間（2.5、5、10、20mg）

β遮断薬

商品名と剤形	**メインテート**® （田辺三菱） ● 錠剤

一般名	ビソプロロールフマル酸塩

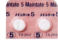

降圧薬としての用法・用量
● 1回5mgを1日1回

重大な副作用
不整脈、心不全

最高血中濃度到達時間（投与量）
約3.1時間（5mg）

ARB／ACE阻害薬／β遮断薬

半減期（投与量）
約8.6時間（5mg）

αβ遮断薬

商品名と剤形	**アーチスト®** （第一三共） ●錠剤
一般名	カルベジロール

D318

降圧薬としての用法・用量
- 1回10〜20mgを1日1回

重大な副作用
高度な徐脈、ショック、完全房室ブロック、心不全、心停止、肝障害・黄疸、急性腎不全、ショック、アナフィラキシー、中毒性表皮壊死融解症、皮膚粘膜眼症候群

最高血中濃度到達時間（投与量）
約0.6〜0.9時間（5、10、20mg）

半減期（投与量）
約2.0〜7.7時間（5、10、20mg）

α₁遮断薬

商品名と剤形	**カルデナリン®** （ヴィアトリス） ●錠剤 ●OD錠
一般名	ドキサゾシンメシル酸塩

VTC01　VTC11

降圧薬としての用法・用量
- 1日1回0.5mgより投与を開始し、効果が不十分な場合は1〜2週間をおいて1日1回1〜4mgに漸増
- 褐色細胞腫による高血圧症には最大1日16mg

重大な副作用
脳血管障害、不整脈、狭心症、心筋梗塞、肝炎、肝障害・黄疸、失神、意識喪失、無顆粒球症、白血球減少、血小板減少

最高血中濃度到達時間（投与量）
約1.6〜2.0時間（錠0.5、1、2、4mg）

半減期（投与量）
約10.1〜15.6時間（錠1、2mg）

ARNI

商品名と剤形	**エンレスト®**　（ノバルティス） ● 錠剤
一般名	サクビトリルバルサルタンナトリウム水和物

降圧薬としての用法・用量
- 1回200mgを1日1回（最大1回400mgを1日1回）

重大な副作用
血管浮腫、腎機能障害、腎不全、低血圧、高カリウム血症、ショック、無顆粒球症、間質性肺炎、低血糖、横紋筋融解症、中毒性表皮壊死融解症、皮膚粘膜眼症候群、多形紅斑、天疱瘡、類天疱瘡、肝炎

最高血中濃度到達時間（投与量）
サクビトリル：約2.0〜約3.0時間（サクビトリルバルサルタン200mg、400mg）

バルサルタン：約1.5〜約2.0時間（サクビトリルバルサルタン200mg、400mg）

半減期（投与量）
サクビトリル：約12.1〜約13.4時間（サクビトリルバルサルタン200mg、400mg）

バルサルタン：約12.6〜約18.9時間（サクビトリルバルサルタン200mg、400mg）

配合薬

商品名と剤形	ミカムロ®（ベーリンガー） ●配合錠AP　●配合錠BP
一般名	テルミサルタン/アムロジピンベシル酸塩

A1　A3

降圧薬としての用法・用量
- 1日1回1錠（テルミサルタン/アムロジピンとして40mg/5mgまたは80mg/5mg）

重大な副作用
血管浮腫、高カリウム血症、腎機能障害、ショック、失神、意識消失、劇症肝炎、肝機能障害、黄疸、低血糖、アナフィラキシー、間質性肺炎、横紋筋融解症、筋肉痛、脱力感、無顆粒球症、白血球減少、血小板減少、房室ブロック

最高血中濃度到達時間（投与量）
テルミサルタン：約0.75〜1.5時間（40mg/5mg配合錠、80mg/5mg配合錠）

アムロジピン：約6.0時間（40mg/5mg配合錠、80mg/5mg配合錠）

半減期（投与量）
テルミサルタン：約20.1〜約23.3時間（40mg/5mg配合錠、80mg/5mg配合錠）

アムロジピン：約38.4〜約40.0時間（40mg/5mg配合錠、80mg/5mg配合錠）

商品名と剤形	ユニシア®（武田テバ） ●配合錠LD　●配合錠HD
一般名	アムロジピンベシル酸塩・カンデサルタン シレキセチル

272　273

降圧薬としての用法・用量
- 1日1回1錠（カンデサルタン シレキセチル/アムロジピンとして 8mg/2.5mgまたは8mg/5mg）

重大な副作用
血管浮腫、ショック、失神、意識消失、急性腎不全、高カリウム血症、劇症肝炎、肝機能障害、黄疸、無顆粒球症、白血球減少、横紋筋融解症、間質性肺炎、低血糖、血小板減少、房室ブロック

最高血中濃度到達時間（投与量）
活性代謝物カンデサルタン：約4.8時間（8mg/5mg配合錠投与）
非活性代謝物M-Ⅱ：約8.3時間（8mg/5mg配合錠投与）
アムロジピン未変化体：約4.9時間（8mg/5mg配合錠投与）

半減期（投与量）
活性代謝物カンデサルタン：約16.3時間（8mg/5mg配合錠投与）
非活性代謝物M-Ⅱ：約19.2時間（8mg/5mg配合錠投与）
アムロジピン未変化体：約37.3時間（8mg/5mg配合錠投与）

商品名と剤形 **レザルタス®** （第一三共）
- 配合錠LD
- 配合錠HD

DSC372　　DSC373

一般名 アゼルニジピン・オルメサルタン メドキソミル

降圧薬としての用法・用量
- 1日1回1錠（オルメサルタン メドキソミル/アゼルニジピンとして 10mg/8mgまたは20mg/16mg）を朝食後

重大な副作用
血管浮腫、腎不全、高カリウム血症、ショック、失神、意識消失、肝機能障害、黄疸、血小板減少、低血糖、房室ブロック、洞停止、徐脈、横紋筋融解症、アナフィラキシー、重度の下痢、間質性肺炎

最高血中濃度到達時間（投与量）
オルメサルタン：約2.0時間（配合錠）
アゼルニジピン：約2.5～3.0時間（配合錠）

半減期（投与量）
オルメサルタン：約6.3～6.6時間（配合錠）
アゼルニジピン：約11.2時間（配合錠）

経管投与の実際：粉砕法と簡易懸濁法の活用と注意事項

　手術直後や疾患により嚥下障害をきたした場合等、患者が錠剤やカプセルをそのまま服用できないといった経験があると思います。その場合、どのような対応ができるのでしょうか。注射薬があれば、注射薬に変更して投与することも可能です。しかし、すべての薬剤に注射薬があるわけではなく、経管投与で対応する場面もあるかと思います。製薬企業は製品そのままの形状での試験しか行っていないため、形状の変更を推奨していませんが、臨床現場では経管投与は重要な投与経路となっています。

　経管投与を行う方法としては、大きく2つの方法があります。1つは錠剤やカプセルを粉砕する方法（粉砕法）、もう1つは薬剤を温湯（55℃）で崩壊懸濁させる方法（簡易懸濁法）です。ただし、薬剤によっては粉砕法や簡易懸濁法に適さないものもあります。例えば、薬剤を粉砕や簡易懸濁を行っても水に溶解せず、ルート閉塞の原因となる場合です。また、長時間作用するように工夫された薬剤や副作用を起こしにくいように設計された薬剤では、粉砕や簡易懸濁を行うことで製剤学的な特性が失われ、患者に不利益を与える可能性もあります。例えば、長時間作用するように工夫された薬剤を粉砕または簡易懸濁した場合には、血液中の薬剤濃度が急激に上昇し、副作用が生じるリスクがあります。そのため、薬剤の形状を変更して投与する必要がある場合は、必ず薬剤師に相談してください。

（槇田崇志）

昇圧薬・強心薬

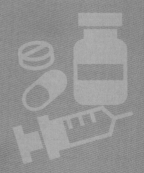

※実際の臨床現場や蘇生ガイドライン等で、異なる用量での使用や記載があります。適宜確認してください

カテコールアミン

商品名と剤形 | **アドレナリン**（テルモ）
- 注射薬（静注・筋注・皮下注）

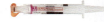

一般名 | アドレナリン

標準用量
- 心停止時に1mgを3〜5分ごと

重大な副作用
肺水腫、呼吸困難、心停止

商品名と剤形 | **イノバン®**（テルモ）
- 注射薬（点滴静注・持続静注）

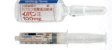

一般名 | ドパミン塩酸塩

標準用量
- ドパミン塩酸塩として1〜5μg/kg/分（最大20μg/kg/分）

重大な副作用
麻痺性イレウス、末梢の虚血

商品名と剤形 | **エピペン®**（ヴィアトリス）
- 注射薬（筋注）

一般名 | アドレナリン

標準用量
- 通常、アドレナリンとして0.01mg/kgが推奨用量であり、患者の体重を考慮して、アドレナリン0.15mgまたは0.3mgを筋肉注射（成人には0.3mg製剤を使用し、小児には体重に応じて0.15mg製剤または0.3mg製剤を使用すること）

重大な副作用
肺水腫、呼吸困難、心停止

商品名と剤形	**カルグート**® （田辺三菱）
	●錠剤　●細粒
一般名	デノパミン

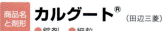

TA131

昇圧薬・強心薬

標準用量
- 1日量15〜30mgを3回に分割（年齢、症状により適宜増減。ただし多くの場合、他薬〈ジギタリス、利尿薬、血管拡張薬等〉と併用）

重大な副作用
不整脈

最高血中濃度到達時間（投与量）
約1時間（10mg）

半減期（投与量）
約4時間（10mg）

商品名と剤形	**タナドーパ**® （田辺三菱）
	●顆粒
一般名	ドカルパミン

標準用量
- 1日2,250mgを3回に分割

重大な副作用
心室頻拍、肝機能障害、黄疸

最高血中濃度到達時間（投与量）
約1.6時間（750mg、単回）

半減期（投与量）
約0.7時間（750mg、単回）

商品名と剤形	**ドパミン塩酸塩点滴静注液（バッグ製剤）** （各社）
	●注射薬（点滴静注）
一般名	ドパミン塩酸塩

標準用量
- 1〜5μg/kg/分（最大20μg/kg/分）

カテコールアミン　17

重大な副作用
麻痺性イレウス、末梢の虚血、頻脈、不整脈

商品名と剤形 **ドブトレックス**® （共和）
- 注射薬（点滴静注）

一般名 ドブタミン塩酸塩

標準用量
- 1～5μg/kg/分（最大20μg/kg/分）

商品名と剤形 **ドブタミン持続静注**（テルモ）
- 注射薬（持続静注）

一般名 ドブタミン塩酸塩

標準用量
- 1～5μg/kg/分（最大20μg/kg/分）

商品名と剤形 **ノルアドレナリン**®（アルフレッサ ファーマ）
- 注射薬（点滴静注・皮下注）

一般名 ノルアドレナリン

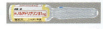

標準用量
- 1回1mgを250mLの生食、5%ブドウ糖液、血漿または全血などに溶解して0.5～1.0mL/分を点滴静注もしくは1回0.1～1mgを皮下注

重大な副作用
徐脈

商品名と剤形 **プロタノール**® L（興和）
- 注射薬（点滴静注、筋注、皮下注）

一般名 l-イソプレナリン塩酸塩

標準用量
- 緊急時は0.2mg
- 心停止の際には0.02〜0.2mgを心内注入も可能

重大な副作用
心筋虚血、重篤な血清K値の低下

商品名 と剤形	**ボスミン®** （第一三共） 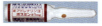
	● 注射薬（静注・筋注・皮下注）
一般名	アドレナリン

標準用量
- 蘇生目的：1回0.25mg（0.25mL）を超えない量を生食などで希釈し静注5〜15分ごと
- 昇圧目的：通常1回0.2〜1mg（0.2〜1mL）を皮下注または筋注

重大な副作用
肺水腫、呼吸困難、心停止

抗利尿ホルモン

商品名 と剤形	**ピトレシン®** （ファイザー） 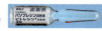
	● 注射薬 （心停止、ショックに対する使用は保険適用外）
一般名	バソプレシン

標準用量
- 心停止時は40単位
- 血管拡張性ショック時は0.02〜0.1単位/分

重大な副作用
ショック、横紋筋融解症、心不全、心拍動停止、精神錯乱、昏睡、水中毒、中枢性神経障害、無尿、心室頻拍

カテコールアミン／抗利尿ホルモン　19

α受容体刺激薬

商品名と剤形	**ネオシネジン**（興和） ●注射薬（静注、点滴静注、筋注、皮下注）
一般名	フェニレフリン塩酸塩

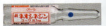

標準用量
- 0.2mgを希釈後静注、もしくは0.5～1.0mgを希釈後点滴静注、または1回2～5mgを皮下注または筋注（年齢、症状により適宜増減するがその範囲は1～10mgとし、初回量は5mgを超えないこと。反復投与を行う場合には10～15分おきに行うこと）

商品名と剤形	**メトリジン®**（大正） ●錠剤 ●OD錠
一般名	ミドドリン塩酸塩

T65　　T67

標準用量
- 1回2mgを1日2回 （最大1日8mg）

最高血中濃度到達時間（投与量）
未変化体（代謝されていない状態）：1.1時間、活性本体（実際に薬効を示す状態）：1.5時間（2mg）

半減期（投与量）
未変化体：約1.0時間、活性本体：約2.4時間（2mg）

αβ受容体刺激薬

αβともに刺激

商品名と剤形	**ヱフェドリン**（日医工）
	●注射薬（静注、皮下注）
一般名	エフェドリン

標準用量
- 静注：4〜8mgを静注（麻酔の血圧降下時）
- 皮下注：25〜40mg

重大な副作用
心室細動、心室頻拍、冠攣縮等、重篤な血清K値の低下

α＞β

商品名と剤形	**ドプス®**（住友ファーマ）
	●OD錠
一般名	ドロキシドパ

DS054

標準用量
- 透析の30分〜1時間前に1回200〜400mg

重大な副作用
悪性症候群、白血球減少、無顆粒球症、好中球減少、血小板減少

最高血中濃度到達時間（投与量）
2.0時間（カプセル100または300mg〈カプセルは販売中止〉）

半減期（投与量）
約1.5時間（カプセル100または300mg〈カプセルは販売中止〉）

商品名と剤形	**リズミック®**（住友ファーマ）
	●錠剤
一般名	アメジニウムメチル硫酸塩

P915

昇圧薬・強心薬

α受容体刺激薬／αβ受容体刺激薬

標準用量
- 低血圧は1回10mgを1日2回
- 透析時の低血圧は透析開始時に10mg

最高血中濃度到達時間（投与量）
約2.7時間（10mg）

半減期（投与量）
α相：約6.4時間、β相：約13.6時間（10mg）

β＞α

商品名と剤形	**エホチール®** （サノフィ） ● 注射薬（静注、筋注、皮下注）
一般名	エチレフリン塩酸塩

標準用量
- 1回0.2〜1mL（エチレフリン塩酸塩として2〜10mg）を皮下注、筋注または静注

半減期（投与量）
約2時間（0.75mg静注）

ホスホジエステラーゼ（PDEⅢ）阻害薬

商品名と剤形	**ピモベンダン** （トーアエイヨー） ● 錠剤
一般名	ピモベンダン

TEC2

標準用量
- 急性心不全は1回2.5mg（最大1日2回）
- 慢性心不全（軽症〜中等症）は1回2.5mg1日2回

重大な副作用
心室細動、心室頻拍、心室性期外収縮、肝機能障害、黄疸

最高血中濃度到達時間（投与量）
約0.8時間（2.5mg）

半減期（投与量）
ピモベンダン（未変化体）：約1時間（2.5mg）

昇圧薬・強心薬

| 商品名と剤形 | **ミルリーラ®** （日医工）
● 注射薬（静注） |
| 一般名 | ミルリノン |

標準用量
● 注射液または生理食塩液、ブドウ糖注射液、乳酸リンゲル液、総合アミノ酸注射液等で希釈し、ミルリノンとして体重1kgあたり50μgを10分間かけて静注、引き続き1分間あたり0.5μg/kgを点滴静注（0.25～0.75μg/kg/分の範囲で増減可）

重大な副作用
心室頻拍、心室細動、血圧低下、腎機能の悪化

半減期（投与量）
α相：約4分［0.5μg/kg/分（120分）］
β相：約45分［0.5μg/kg/分（120分）］

αβ受容体刺激薬／ホスホジエステラーゼ（PDE Ⅲ）阻害薬　23

輸液ルートのフィルター使用と薬剤投与の注意点

　インラインフィルター付きの輸液ルートを使用する際、薬剤をフィルターの上から投与するか、下から投与するかで悩むことがあると思います。ここでは、フィルター使用の目的と薬剤投与について解説します。

　まず、フィルター使用の目的について確認しましょう。フィルターは、輸液中に混入したガラス片やゴム片等の微小異物、細菌および気泡を除去する効果があります。そのため、中心静脈カテーテルなど感染リスクが高い場合には、フィルターの使用が推奨されます。しかし、フィルターの使用を避けたほうがよい医薬品もあります。例えば、脂肪乳剤など粒子径がフィルター径よりも大きい場合、薬剤がフィルター内で目詰まりを起こし、閉塞する可能性があります。また、薬剤によってはフィルターに有効成分が吸着することが報告されており、期待される効果が十分に発揮されない可能性があります。

　フィルターを使用すべきでない薬剤について把握する方法として、医薬品添付文書があります。添付文書には「14. 適用上の注意」という項目があり、フィルターを使用する必要がある薬剤や、使用してはいけない薬剤について記載されていますので、参考にするとよいでしょう。また、薬剤師に相談し、使用する可能性がある薬剤について、事前にフィルター使用の可否に関する一覧表を作成しておくことも有用です。

（槇田崇志）

抗不整脈薬

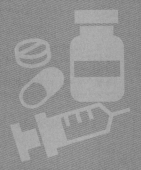

Ⅰ群（ナトリウムチャネル遮断薬）

Ⅰa群

商品名と剤形	**アミサリン®** （アルフレッサ ファーマ） ●錠剤　●注射薬

NF302

一般名	プロカインアミド塩酸塩

用法・用量
- 錠剤：1回0.25〜0.5gを3〜6時間ごと
- 注射薬：0.2〜1gを50〜100mg/分で静注または1回0.5gを4〜6時間ごとに筋注（注入総量が1,000mgに達した場合には投与中止）

重大な副作用
不整脈、心不全、全身性エリテマトーデス様症状、無顆粒球症

最高血中濃度到達時間（投与量）
約0.8時間（錠500mg）

半減期（投与量）
未変化体（代謝されていない状態）：約2.4時間、活性本体（実際に薬効を示す状態）：約5.0時間（錠500mg）

商品名と剤形	**シベノール®** （トーアエイヨー） ●錠剤　●注射薬

シベノール100

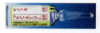

一般名	シベンゾリンコハク酸塩

用法・用量
- 錠剤：1日300mgより開始し、3回に分割（最大1日450mg）
- 注射薬：1回0.1mL/kgを血圧・心電図監視下で2〜5分間かけて静注

重大な副作用
不整脈、心不全、肝障害、間質性肺炎、低血糖、ショック、アナフィラキシー、顆粒球減少、白血球減少、血小板減少、貧血

最高血中濃度到達時間（投与量）
約1.3〜1.5時間（錠100、150、200mg）

半減期（投与量）
約5.3〜5.6時間（錠100、150、200mg）

抗不整脈薬

商品名と剤形	**リスモダン**® （チェプラファーム〈錠剤〉）（クリニジェン〈注射薬〉） ● 錠剤（R〈徐放〉） ● 注射薬

RU 013 J

一般名	ジソピラミドリン酸塩

用法・用量
- 錠剤：1回150mgを1日2回
- 注射薬：1回ジソピラミドとして50〜100mg、1〜2mg/kgを5分以上かけ緩徐に静注

重大な副作用
心停止、心室細動、心室頻拍（Torsades de pointesを含む）、心室粗動、心房粗動、房室ブロック、洞停止、失神、呼吸停止（注射薬）、心房停止（注射薬）、心室性期外収縮（注射薬）、血圧低下（注射薬）、心不全悪化（錠剤）、低血糖、ショック（注射薬）、無顆粒球症（錠剤）、肝機能障害（錠剤）、黄疸（錠剤）、麻痺性イレウス（錠剤）、緑内障悪化（錠剤）、痙攣（錠剤）

最高血中濃度到達時間（投与量）
約5.0時間（R錠150mg）

半減期（投与量）
約7.8時間（R錠150mg）

Ⅰb群

商品名と剤形	**アスペノン**®（バイエル） ● カプセル

MPI 221

一般名	アプリンジン塩酸塩

用法・用量
- 1日40mgより開始し1日2〜3回に分割（効果が不十分な場合は60mgまで増量）

重大な副作用
不整脈、肝障害・黄疸、間質性肺炎、無顆粒球症

最高血中濃度到達時間（投与量）
約2.0時間（カプセル50mg単回投与）

Ⅰ群（ナトリウムチャネル遮断薬）

半減期（投与量）
約9.4時間（カプセル50mg単回投与）

商品名と剤形	**静注用キシロカイン®2%**（サンド） ● 注射薬

一般名	リドカイン

用法・用量
- 50～100mg（1～2mg/kg）を1～2分間で緩徐に静注（1時間内の基準最高投与量は300mg）

重大な副作用
刺激伝導系抑制、ショック、意識障害、振戦、痙攣、悪性高熱

半減期（投与量）
約1.8～2.1時間（25、75、100mg）

商品名と剤形	**メキシチール®**（太陽ファルマ） ● カプセル ● 注射薬

メキシチール100

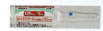

一般名	メキシレチン塩酸塩

用法・用量
- カプセル：1日300mgより開始し、3回に分割（最大1日450mg）
- 注射：1回1管（125mg）を5～10分間かけ徐々に静注または1管を0.4～0.6mg/kg/時で点滴静注

重大な副作用
中毒性表皮壊死症、皮膚粘膜眼症候群、紅皮症、過敏症症候群、心室頻拍、房室ブロック（カプセル）、完全房室ブロック（注射薬）、腎不全（カプセル）、幻覚、錯乱、肝機能障害（カプセル）、黄疸（カプセル）、間質性肺炎（カプセル）、好酸球性肺炎（カプセル）、心停止、ショック（注射薬）、心室細動（カプセル）、失神（カプセル）、洞房ブロック（カプセル）、徐脈（カプセル）

最高血中濃度到達時間（投与量）
約3.0～4.0時間（カプセル100、150、200mg）

半減期（投与量）
約9.0～11.0時間（カプセル100、150、200mg）

商品名と剤形	**リドカイン点滴静注液1%「タカタ」**(高田) ● 注射薬（点滴静注）	
一般名	リドカイン	

抗不整脈薬

用法・用量
- 1〜2mg（0.1〜0.2mL）/分で静注

重大な副作用
刺激伝導系抑制、ショック、意識障害、振戦、痙攣、悪性高熱

Ⅰc群

商品名と剤形	**サンリズム®**（第一三共） ● カプセル ● 注射薬	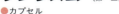 SR 50
一般名	ピルシカイニド塩酸塩水和物	

用法・用量
- カプセル：1日150mgを3回に分割（最大1日225mg）
- 注射薬：期外収縮は1回0.075mL/kgを、頻拍は0.1mL/kgをそれぞれ10分間で徐々に静注

重大な副作用
不整脈、心不全、肝障害、急性腎不全、失神

最高血中濃度到達時間（投与量）
約1.2時間（カプセル50mg）

半減期（投与量）
約4.8時間（カプセル50mg）

商品名と剤形	**タンボコール®**（エーザイ） ● 錠剤 ● 細粒 ● 注射薬	 E238
一般名	フレカイニド酢酸塩	

Ⅰ群（ナトリウムチャネル遮断薬）

用法・用量
- 錠剤・細粒：1日100mg（細粒1g）から開始し、1日2回に分割（最大1日200mg）
- 注射薬：1回0.1～0.2mL/kgを10分間かけて静注（最大1回150mg）

重大な副作用
不整脈、心不全の悪化、Adams-Stokes発作、肝障害・黄疸

最高血中濃度到達時間（投与量）
約2.0～3.0時間（錠50、100mg）

半減期（投与量）
約10.8～11.0時間（錠50、100mg）

商品名と剤形	**プロノン®**（トーアエイヨー） ●錠剤
一般名	プロパフェノン塩酸塩

547

用法・用量
- 1回150mgを1日3回

重大な副作用
不整脈、肝障害・黄疸、失神

最高血中濃度到達時間（投与量）
約1～2時間（100、200、300mg健康成人男性、単回投与時）

半減期（投与量）
約2.0～3.0時間（100、200、300mg健康成人男性、単回投与時）

Ⅱ群（β遮断薬）

β₁選択性

商品名と剤形	**テノーミン®**（太陽ファルマ） ●錠剤
一般名	アテノロール

ZNC215：50

用法・用量
- 50mgを1日1回（最大1日1回100mg）

重大な副作用
徐脈、心不全、心胸比増大、房室ブロック、洞房ブロック、失神を伴う起立性低血圧、呼吸困難、気管支痙攣、喘鳴、血小板減少症、紫斑病

最高血中濃度到達時間（投与量）
約3.8時間（50mg）

半減期（投与量）
約10.8時間（50mg）

商品名と剤形	**メインテート**® （田辺三菱） ●錠剤
一般名	ビソプロロールフマル酸塩

TA202

用法・用量
- 心室性期外収縮は5mgを1日1回
- 頻脈性心房細動は1日1回2.5mgから開始し、1日1回5mgまで増量可

重大な副作用
不整脈、心不全

最高血中濃度到達時間（投与量）
約3.1時間（5mg）

半減期（投与量）
約8.6時間（5mg）

β非選択性

商品名と剤形	**インデラル**® （太陽ファルマ） ●錠剤 ●注射薬
一般名	プロプラノロール塩酸塩

ZNC219：10

用法・用量
- 錠剤：1日30mgより開始し、1日3回に分割（60、90mgと漸増し、1日3回に分割可）
- 注射薬：1回2〜10mgを、麻酔時には1〜5mgを徐々に静注

重大な副作用
うっ血性心不全（またはその悪化）、徐脈、末梢性虚血（レイノー様症状等）、房室ブロック、失神を伴う起立性低血圧、無顆粒球症、血小板減少症、紫斑病、気管支痙攣、呼吸困難、喘鳴

抗不整脈薬

Ⅰ群（ナトリウムチャネル遮断薬）／Ⅱ群（β遮断薬）　31

最高血中濃度到達時間（投与量）
約1.5時間（錠20mg反復投与）
半減期（投与量）
約3.9時間（錠20mg反復投与）

Ⅲ群（カリウムチャネル遮断薬）

商品名と剤形	**アンカロン®**（サノフィ）● 錠剤 ● 注射薬
一般名	アミオダロン塩酸塩

用法・用量
- 錠剤：導入期は1日400mgを1日1～2回に分割投与（1～2週間）。維持期は1日200mgを1日1～2回分割投与
- 注射薬：1日最大1,250mg（濃度2.5mg/mL）。投与方法により異なる

重大な副作用
不整脈、心停止、心不全、血圧低下、肝障害、劇症肝炎、肝硬変、間質性肺炎、肺線維症、肺胞炎、肺胞出血、甲状腺機能障害、SIADH

最高血中濃度到達時間（投与量）
約4.6時間（錠400mg）
半減期（投与量）
約13.4時間（錠400mg）

商品名と剤形	**シンビット®**（トーアエイヨー）● 注射薬
一般名	ニフェカラント塩酸塩

用法・用量
- 1回0.3mg/kgを5分間かけて単回静注後1時間あたり0.4 mg/kgで維持静注

重大な副作用
不整脈

半減期（投与量）
β相：約1.5時間（0.3mg/kg）

商品名と剤形	**ソタコール**® （サンド）
	●錠剤
一般名	ソタロール塩酸塩

CP 621

用法・用量
- 1日80mgから開始し、1日2回に分割（効果が不十分な場合は1日320mgまで漸増）

重大な副作用
不整脈、心不全、心拡大

最高血中濃度到達時間（投与量）
約2.7時間（80mg）

半減期（投与量）
約8.5時間（80mg）

Ⅳ群（カルシウム拮抗薬）

商品名と剤形	**ベプリコール**® （オルガノン）
	●錠剤
一般名	ベプリジル塩酸塩水和物

HK1

用法・用量
- 1日200mgを1日2回に分割

重大な副作用
不整脈、QT延長、無顆粒球症、間質性肺炎

最高血中濃度到達時間（投与量）
約3.1時間（100mg）

半減期（投与量）
約3.4時間（100mg）

商品名と剤形	**ヘルベッサー**®　（田辺三菱）
	●注射薬
一般名	ジルチアゼム塩酸塩

用法・用量
- 頻脈性不整脈（上室性）：1回10mgを約3分間で緩徐に静注

重大な副作用
不整脈、心停止、うっ血性心不全

半減期（投与量）
約1.9時間（10mg）

商品名と剤形	**ワソラン**®　（エーザイ）
	●錠剤　●注射薬
一般名	ベラパミル塩酸塩

用法・用量
- 錠剤：1回40～80mgを1日3回
- 注射薬：1回1管（5mg）を5分以上かけて徐々に静注

重大な副作用
循環器障害、皮膚障害

最高血中濃度到達時間（投与量）
約1.2時間（錠80mg）

半減期（投与量）
約2.2時間（錠80mg）

ジギタリス製剤

抗不整脈薬

商品名と剤形	**ジゴシン®** （太陽ファルマ） ● 錠剤 ● 散 ● エリキシル剤 ● 注射薬

C-21A

一般名	ジゴキシン

用法・用量
- 錠剤・散・内用液：急速飽和療法は初回0.5〜1.0mg、以後0.5mgを6〜8時間ごと
- 注射薬：急速飽和療法は1回0.25〜0.5mgを2〜4時間ごとに静注

※維持療法、比較的急速飽和療法、緩徐飽和療法もあり

重大な副作用
ジギタリス中毒（不整脈）、非閉塞性腸間膜虚血

最高血中濃度到達時間（投与量）
約0.9〜1.4時間（錠0.5mg）

半減期（投与量）
約21.9〜24.0時間（錠0.5mg）

商品名と剤形	**ラニラピッド®** （中外） ● 錠剤

BM205

一般名	メチルジゴキシン

用法・用量
- 急速飽和療法：初回0.2〜0.3mg（4〜6錠）、以後、1回0.2mg（4錠）を1日3回
- 維持療法：1日0.1〜0.2mg（2〜4錠）

重大な副作用
ジギタリス中毒、非閉塞性腸間膜虚血

Ⅳ群（カルシウム拮抗薬）／ジギタリス製剤　35

最高血中濃度到達時間（投与量）
1時間（メチルジゴキシン0.25mg、単回投与）、2時間（ジゴキシン0.25mg、単回投与）

ATP

商品名と剤形	**アデホス-L**（興和）
	※発作性上室頻拍、持続性心室頻拍、非発作性上室頻拍に用いるが、保険適用外
	● 注射薬
一般名	アデノシン三リン酸二ナトリウム水和物

用法・用量
● 適用外使用のため記載なし

重大な副作用
ショック

アトロピン

商品名と剤形	**アトロピン硫酸塩**（ニプロES）
	● 注射薬
一般名	アトロピン硫酸塩

用法・用量
● 0.5mgを皮下注または筋注（静注も可）

重大な副作用
ショック、アナフィラキシー

最高血中濃度到達時間（投与量）
約0.5時間以内（2mg筋注）

半減期（投与量）
約3.8時間（2mg筋注）

抗不整脈薬

商品名と剤形	**硫酸アトロピン** （ヴィアトリス） ● 末
一般名	アトロピン硫酸塩水和物

用法・用量
● 1日1.5mgを1日3回に分割

重大な副作用
設定されていない

最高血中濃度到達時間（投与量）
約1時間以内

β受容体刺激薬

商品名と剤形	**プロタノール®** （興和） ● 錠剤（S〈徐放〉） ● 注射薬（L）
一般名	*dl*-イソプレナリン塩酸塩 （注射薬は*l*-イソプレナリン塩酸塩〈別名：イソプロテレノール〉）

プロタノールS 15

用法・用量
● 錠剤：1回15mgを1日3〜4回
● 注射薬：0.2〜1.0mgを点滴静注
　※緊急時投与法もあり

重大な副作用
心筋虚血、重篤な血清K値の低下

ATP／アトロピン／β受容体刺激薬

麻薬管理の基本：病棟での適切な取り扱い

　近年、がんによる疼痛緩和等を目的に麻薬を使用することが一般的となり、病棟で麻薬管理を行う機会が増加しています。一方で、麻薬は不適切な使用により依存症を引き起こすリスクや犯罪に悪用される恐れもあるため、厳重な管理が求められます。麻薬に関する法律としては「麻薬及び向精神薬取締法」があり、医療機関での管理についても規定されています。では、病棟での管理はどのように定められているのでしょうか。

　まず、医療者が麻薬を病棟で管理する場合についてです。保管場所は、鍵をかけた堅固な設備内で保管しなければならないと規定されています。この「鍵をかけた堅固な設備」とは、麻薬専用の固定した金庫または容易に移動できない金庫（重量金庫）を指し、施錠設備のあるものです。手提げ金庫、事務机の引き出し等は麻薬の保管庫として適切ではありません。また、その他の医薬品（覚醒剤を除く）や現金、書類等と一緒に保管することはできません。病棟において麻薬管理を行う際には、定期的に在庫量を確認するなど、厳重な管理を行いましょう。

　次に、患者が麻薬を自己管理する場合についてです。入院患者が自己管理できる状況であれば、麻薬についても患者が管理することは可能です。その場合、麻薬保管庫のような特別な設備は必要ありませんが、紛失防止のため十分に注意を促し、指導することが大切です。また、患者の痛みの状況や服薬状況を1日1回は聴取し、担当医に報告するとともにカルテに記録しておきましょう。

（槇田崇志）

利尿薬

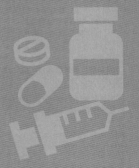

ループ利尿薬

商品名と剤形	**ダイアート®** (三和) ●錠剤
一般名	アゾセミド

Sc223

用法・用量
- 1日1回60mg

主な副作用
電解質異常、無顆粒球症、白血球減少

最高血中濃度到達時間（投与量）
3.3時間（60mg）

半減期（投与量）
2.6時間（60mg）

商品名と剤形	**ラシックス®** (日医工) ●錠剤 ●細粒 ●注射薬
一般名	フロセミド

DLT

用法・用量
- 錠剤・細粒：1回40〜80mgを1日1回（連日または隔日）
- 注射薬：20mg注は1回20mgを1日1回静注または筋注。100mg注は20〜40mgを静注し、利尿反応のないことを確認した後、100mgを静注。投与後2時間以内に約40mL/時以上の尿量が得られない場合には用量を漸増（最大1回500mg、1日1,000mg。投与速度は4mg/分以下）

主な副作用
低K血症、高尿酸血症、低Ca血症、低Mg血症、低Cl血症、代謝性アルカローシス

最高血中濃度到達時間（投与量）
約1.0〜2.0時間（錠40mg）

半減期（投与量）
約0.4時間（錠40mg）

商品名と剤形	**ルプラック®** （富士フイルム富山化学）
	●錠剤

一般名	トラセミド

用法・用量
● 1回4～8mgを1日1回

主な副作用
低K血症、高尿酸血症、低Cl血症、代謝性アルカローシス

最高血中濃度到達時間（投与量）
約0.6～0.9時間（2、5、10mg）

半減期（投与量）
約2.0～2.4時間（2、5、10mg）

サイアザイド系利尿薬

商品名と剤形	**ナトリックス®** （住友ファーマ）
	●錠剤

KYO252

一般名	インダパミド

用法・用量
● 1日1回2mgを朝食後

主な副作用
中毒性表皮壊死融解症、皮膚粘膜眼症候群、多形滲出性紅斑、低ナトリウム血症、低カリウム血症

最高血中濃度到達時間（投与量）
約1.9時間（2mg）

半減期（投与量）
約19.8時間（2mg）

商品名と剤形	**ヒドロクロロチアジド** （東和）
	●錠剤

Tw163

一般名	ヒドロクロロチアジド

ループ利尿薬／サイアザイド系利尿薬

用法・用量
- 1回25〜100mgを1日1〜2回
- 高血圧症は少量から投与を開始して徐々に増量

主な副作用
低K血症、高尿酸血症、低Na血症、低Mg血症、代謝性アルカローシス

最高血中濃度到達時間（投与量）
約2.1時間（錠25mg）

半減期（投与量）
約10.5時間（錠25mg）

商品名と剤形	**フルイトラン®**（塩野義）
	●錠剤
一般名	トリクロルメチアジド

S 1

用法・用量
- 1日2〜8mgを1〜2回に分割
- 高血圧症は少量から投与を開始して徐々に増量

主な副作用
低K血症、高尿酸血症、低Na血症、低Mg血症、代謝性アルカローシス

最高血中濃度到達時間（投与量）
約3.0時間（毎食後1回4mgを7日間）

カリウム保持性利尿薬

商品名と剤形	**アルダクトン®A**（ファイザー）
	●錠剤　●細粒
一般名	スピロノラクトン

SEARLE 101

用法・用量
- 1日50〜100mgを分割

主な副作用
高K血症、女性化乳房、月経不順

最高血中濃度到達時間（投与量）
約2.8時間（100mg）
半減期（投与量）
α相：約1.8時間、β相：約11.6時間（100mg）

商品名と剤形	**セララ**® （ヴィアトリス）
	●錠剤

VLE NSR25

一般名	エプレレノン

用法・用量
- 1日1回50mgから投与を開始し、最大100mg

主な副作用
高K血症

最高血中濃度到達時間（投与量）
約2.3～2.7時間（50、100mg）
半減期（投与量）
約3.0～3.5時間（50、100mg）

商品名と剤形	**ソルダクトン**® （ファイザー）
	●注射薬

一般名	カンレノ酸カリウム

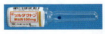

用法・用量
- 1回100～200mgを1日1～2回、日局ブドウ糖注射液、生理食塩液または注射用水10～20mLに溶解してゆっくりと静注（最大1日600mg。投与期間は2週間を超えない）

主な副作用
高K血症、女性化乳房、月経不順

半減期（投与量）
α相：約0.8時間、β相：約9.2時間（300mg）

サイアザイド系利尿薬／カリウム保持性利尿薬

バソプレシンV₂受容体拮抗薬

商品名と剤形	**サムスカ®** （大塚）
	● OD錠　● 顆粒
一般名	トルバプタン

サムスカ OD7.5

用法・用量
- 心不全：1回15mgを1日1回
- 肝硬変：1回7.5mgを1日1回

主な副作用
口渇、高Na血症、高尿酸血症

最高血中濃度到達時間（投与量）
約2.0時間（15〜30mg）

半減期（投与量）
約3.3〜3.9時間（15〜30mg）

商品名と剤形	**サムタス®** （大塚）
	● 注射薬（静注）
一般名	トルバプタンリン酸エステルナトリウム

用法・用量
- 16mgを1日1回1時間かけて点滴静注

主な副作用
腎不全、血栓塞栓症、高ナトリウム血症、急激な血清ナトリウム濃度上昇、急性肝不全、肝機能障害、ショック、アナフィラキシー、過度の血圧低下、心室細動、心室頻拍、汎血球減少、血小板減少、高カリウム血症、肝性脳症

最高血中濃度到達時間（投与量）
トルバプタン（活動の主体）：約1.52時間（16mgを1時間かけて単回静脈内投与）

半減期（投与量）
トルバプタン（活動の主体）：約4.1時間（16mgを1時間かけて単回静脈内投与）

炭酸脱水酵素阻害薬

商品名と剤形	**ダイアモックス**® （三和） ●錠剤　●末　●注射薬
一般名	アセタゾラミド （注射薬はアセタゾラミドナトリウム）

Sc237

用法・用量
- 錠剤・末：緑内障は1日250〜1,000mgを分割。肺気腫における呼吸性アシドーシスの改善では1回250〜500mgを1日1回。メニエール病は1回250〜750mgを1日1回。睡眠時無呼吸症候群（錠250mgのみ）は250〜500mgを分割
- 注射薬：錠剤と同様の分量を静注または筋注（睡眠時無呼吸症候群は除く）

※てんかん（錠剤・末・注射薬）、心性浮腫・肝性浮腫・月経前緊張症（錠剤・末）などへの投与もあり

主な副作用
知覚障害（しびれ）、低K血症、低Na血症、代謝性アシドーシス

最高血中濃度到達時間（投与量）
約2.0〜4.0時間（錠5mg/kg）

半減期（投与量）
約10.0〜12.0時間（錠5mg/kg）

浸透圧利尿薬

商品名と剤形 **イソバイド®** （興和）
- シロップ剤

一般名 イソソルビド

用法・用量
- 脳圧降下、眼圧降下、利尿目的は1日70～140mLを2～3回に分割。メニエール病は1日体重あたり1.5～2.0mL/kgを標準用量とし、1日90～120mLを毎食後3回に分割

主な副作用
悪心・嘔吐、食欲不振、下痢、不眠、頭痛、発疹、電解質異常

半減期（投与量）
約6.8時間（30mL）

商品名と剤形 **マンニトール** （陽進堂）
- 注射薬

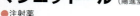

一般名 D-マンニトール

用法・用量
- 1回体重1kgあたり1.0～3.0g（5～15mL）を点滴静注
- 投与速度は3～10分間に100mL（最大1日200g）

重大な副作用
急性腎不全、電解質異常

商品名と剤形 **マンニトールS** （陽進堂）
- 注射薬

一般名 D-マンニトール・D-ソルビトール

用法・用量
- 1回体重1kgあたり7～20mLを点滴静注
- 投与速度は、3～10分間に100mL（最大1日D-マンニトールとして200g）

重大な副作用
急性腎不全

心房性ナトリウム利尿ペプチド（ANP）

商品名と剤形	**ハンプ®** （第一三共）
	●注射薬

一般名	カルペリチド（遺伝子組換え）

用法・用量
●注射用水5mLに溶解し、必要に応じて生理食塩液または5％ブドウ糖注射液で希釈し、1分間あたり0.1μg/kgを持続静注（最大1分間あたり0.2μg/kg）
主な副作用
徐脈、血圧低下

半減期（投与量）
α相：約0.05時間、β相：約0.4時間（急性心不全患者に0.1μg/kg/分で60分持続静注）

その他

商品名と剤形	**グリセオール®** （太陽ファルマ）
	●注射薬

一般名	濃グリセリン・果糖

用法・用量
●1回200〜500mLを1日1〜2回、500mLあたり2〜3時間かけて点滴静注
●投与期間は通常1〜2週間
重大な副作用
アシドーシス

浸透圧利尿薬／心房性ナトリウム利尿ペプチド（ANP）／その他

高齢者の服薬管理を簡単に！
多剤併用の課題と解決策

　高齢者医療では、多剤併用が大きな課題です。薬の種類や服用タイミングが多いほど、飲み忘れや間違いが増え、服薬継続が難しくなります。そのため、服薬方法を簡略化する取り組みが重要です。

　まず、薬の種類を減らすことが有効です。退院時に処方薬を見直し、必要最低限にすることで服薬負担を軽減できます。また、服薬回数やタイミングを統一する工夫も役立ちます。患者の生活習慣や薬の特性を考慮し、無理のないスケジュールを提案しましょう。循環器系薬物などに多い「合剤」の利用も服薬数削減に有効で、アドヒアランスの改善が期待できます。一方、慎重に投与すべき薬としてベンゾジアゼピン系薬剤などは転倒リスクがあるため、必要性を再評価し使用を控えることが望ましいです。一包化や服薬カレンダー、お薬ケースなどの支援ツールを活用することで、患者や介護者の負担を軽減し、適切な服薬管理を支援できます。簡略化された服薬方法は、患者の生活の質向上につながります。

（村川公央）

抗血小板薬

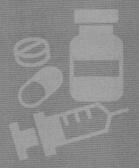

5HT₂受容体遮断薬

商品名と剤形 **アンプラーグ®** (田辺三菱)
● 錠剤　● 細粒

一般名 サルポグレラート塩酸塩

アンプラーグ50

用法・用量
● 1回100mgを1日3回食後

副作用
脳出血、消化管出血、肝障害・黄疸、血小板減少、無顆粒球症

最高血中濃度到達時間（投与量）
約0.9時間（錠100mg）

半減期（投与量）
約0.8時間（錠100mg）

ADP受容体遮断薬

商品名と剤形 **エフィエント®** (第一三共)
● 錠剤

一般名 プラスグレル塩酸塩

エフィエント3.75

用法・用量
● 20mgを1日1回、維持用量として1日1回3.75mgを経口投与

副作用
皮下出血、鼻出血、血尿、血管穿刺部位血腫、皮下血腫

最高血中濃度到達時間（投与量）
約0.6時間（20mg、投与1日目）

半減期（投与量）
約4.9時間（20mg、投与1日目）

商品名と剤形	**パナルジン®** （チェプラファーム）
	●錠剤　●細粒
一般名	チクロピジン塩酸塩

sa PN

抗血小板薬

用法・用量
- 血管手術および血液体外循環、虚血性脳血管障害に伴う血栓・塞栓の治療ならびに血流障害は1日200〜300mgを食後2〜3回に分割
- 慢性動脈閉塞症に伴う虚血性諸症状は1日300〜600mgを食後2〜3回に分割
- くも膜下出血術後の脳血管攣縮に伴う血流障害は1日300mgを食後3回に分割

副作用
出血傾向、消化器症状、重篤な肝障害、急性腎不全、汎血球減少、血栓性血小板減少性紫斑病、無顆粒球症

最高血中濃度到達時間（投与量）
約2.0時間（錠500mg）

半減期（投与量）
約1.6時間（錠500mg）

商品名と剤形	**プラビックス®** （サノフィ）
	●錠剤
一般名	クロピドグレル硫酸塩

プラビックス75

用法・用量
- 虚血性脳血管障害後の再発抑制は1回75mgを1日1回（1回50mgも可）
- 経皮的冠動脈形成術が適用される虚血性心疾患は投与開始日は1回300mgを1日1回、維持量は1回75mgを1日1回
- 末梢動脈疾患における血栓塞栓形成抑制は1回75mgを1日1回

副作用
出血傾向、消化器症状、重篤な肝障害、急性腎不全、汎血球減少、血栓性血小板減少性紫斑病、無顆粒球症

最高血中濃度到達時間（投与量）
約1.9時間（75mg）

半減期（投与量）
約6.9時間（75mg）

5HT₂受容体遮断薬／ADP受容体遮断薬

商品名と剤形	**ブリリンタ®** （アストラゼネカ）
	●錠剤
一般名	チカグレロル

用法・用量
- 急性冠症候群は、初回用量を180mg、2回目以降の維持用量を90mgとして、1日2回経口投与
- 陳旧性心筋梗塞は、1回60mgを1日2回経口投与

副作用
出血（頭蓋内、消化管等）、アナフィラキシー、血管浮腫、高度な房室ブロック、洞停止等の徐脈性不整脈

最高血中濃度到達時間（投与量）
2.0時間（90mg）

半減期（投与量）
8.7時間（90mg）

PGE₁製剤

商品名と剤形	**オパルモン®** （小野）
	●錠剤
一般名	リマプロスト アルファデクス

用法・用量
- 閉塞性血栓血管炎に伴う潰瘍、疼痛および冷感などの虚血性諸症状の改善は1日30μgを3回に分割
- 後天性の腰部脊柱管狭窄症に伴う自覚症状および歩行能力の改善は1日15μgを3回に分割

重大な副作用
肝機能障害・黄疸

最高血中濃度到達時間（投与量）
約0.3時間（5μg）

半減期（投与量）
約0.5時間（5μg）

PGI₂製剤

抗血小板薬

商品名と剤形	**ドルナー®** （東レ）
	●錠剤
一般名	ベラプロストナトリウム

TR212

用法・用量
- 慢性動脈閉塞症に伴う潰瘍、疼痛および冷感の改善は1日120μgを食後3回に分割
- 原発性肺高血圧症は1日60μgを食後3回に分割から開始。増量する場合、1日3〜4回（最大1日180μg）

重大な副作用
狭心症、心筋梗塞、肝機能障害、間質性肺炎、ショック、失神、意識消失、出血傾向

最高血中濃度到達時間（投与量）
約1.4時間（100μg）

半減期（投与量）
約1.1時間（100μg）

商品名と剤形	**プロサイリン®** （科研）
	●錠剤
一般名	ベラプロストナトリウム

KC32

用法・用量
- 慢性動脈閉塞症に伴う潰瘍、疼痛および冷感の改善は1日120μgを食後3回に分割
- 原発性肺高血圧症は1日60μgを食後3回に分割から開始。増量する場合、1日3〜4回（最大1日180μg）

重大な副作用
狭心症、心筋梗塞、肝機能障害、間質性肺炎、ショック、失神、意識消失、出血傾向

最高血中濃度到達時間（投与量）
約1.4時間（100μg）

半減期（投与量）
約1.1時間（100μg）

シクロオキシゲナーゼ阻害薬

商品名と剤形	バイアスピリン®（バイエル）●錠剤（腸溶錠）
一般名	アスピリン

BA 100

用法・用量
- 狭心症、心筋梗塞、虚血性脳血管障害および冠動脈バイパス術・経皮経管冠動脈形成術施行後における血栓・塞栓形成の抑制は1回100mgを1日1回（症状により1回300mgまで増量できる）
- 川崎病（川崎病による心血管後遺症を含む）は、急性期有熱期間は1日体重1kgあたり30〜50mgを3回に分割。解熱後の回復期〜慢性期は1日体重1kgあたり3〜5mgを1回（症状に応じて適宜増減）

副作用
消化器症状、白血球減少、血小板減少

最高血中濃度到達時間（投与量）
約4.0時間（100mg）
半減期（投与量）
約0.4時間（100mg）

PDE阻害薬

商品名と剤形	プレタール®（大塚）●OD錠 ●散
一般名	シロスタゾール

プレタール50

用法・用量
- 慢性動脈閉塞症に基づく虚血性諸症状、脳梗塞発症後の再発抑制は1回100mgを1日2回

副作用
出血傾向、頭痛・頭重感・悪心・嘔吐、動悸・頻脈・胸痛、ほてり、消化器症状、重篤な肝障害、急性腎不全、汎血球減少、無顆粒球症

最高血中濃度到達時間（投与量）
約3.5～3.7時間（OD錠100mg）

半減期（投与量）
約10.1～13.5時間（OD錠100mg）

抗血小板薬

トロンボキサンA₂合成阻害薬

商品名と剤形	**エパデール**（持田）
	●軟カプセル ●シームレスカプセル（S）
一般名	イコサペント酸エチル

MO207
MO20D

用法・用量
- 閉塞性動脈硬化症に伴う潰瘍、疼痛および冷感などの改善は1回600mgを1日3回毎食直後
- 高脂血症は1回900mgを1日2回または1回600mgを1日3回食直後、トリグリセリドの異常を呈する場合には1回900mgを1日3回食直後

副作用
肝障害・黄疸

最高血中濃度到達時間（投与量）
約6.6時間（軟カプセル2,700mg単回投与）

商品名と剤形	**ロトリガ®**（武田薬品）
	●軟カプセル
一般名	オメガ-3脂肪酸エチル

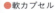
2001

用法・用量
- 1回2gを1日1回（最大1回2gを1日2回）

重大な副作用
肝機能障害、黄疸

最高血中濃度到達時間（投与量）
約6時間（2g単回投与）

シクロオキシゲナーゼ阻害薬／PDE阻害薬／トロンボキサンA₂合成阻害薬

配合薬

商品名と剤形	**タケルダ**® (武田テバ)
	●錠剤（配合錠）
一般名	アスピリン/ランソプラゾール

タケルダ100/15

用法・用量
● 1日1回1錠

副作用
ショック、アナフィラキシー、汎血球減少、無顆粒球症、再生不良性貧血、溶血性貧血、顆粒球減少、血小板減少、貧血、TEN、SJS、剥脱性皮膚炎、間質性肺炎、間質性腎炎、出血（脳、肺、消化管、鼻、眼底等）

最高血中濃度到達時間（投与量）
アスピリン：約4.0時間（100mg〈配合錠投与〉）、ランソプラゾール：約1.5時間（15mg〈配合錠投与〉）

半減期（投与量）
アスピリン：約0.5時間（100mg〈配合錠投与〉）、ランソプラゾール：約1.2時間（15mg〈配合錠投与〉）

商品名と剤形	**キャブピリン**® (武田薬品)
	●錠剤（配合錠）
一般名	アスピリン/ボノプラザンフマル酸塩

375

用法・用量
● 1日1回1錠

副作用
汎血球減少、無顆粒球症、白血球減少、血小板減少、再生不良性貧血、中毒性表皮壊死融解症、皮膚粘膜眼症候群、多形紅斑、剥脱性皮膚炎、ショック、アナフィラキシー、出血、喘息発作、肝機能障害、黄疸、消化性潰瘍、小腸・大腸潰瘍ほか

最高血中濃度到達時間（投与量）
アスピリン：4時間（ボノプラザン/アスピリン配合錠として10mg/100mg単回投与）

ボノプラザン：1.5時間（ボノプラザン/アスピリン配合錠として10mg/100mg単回投与）

半減期（投与量）
アスピリン：約0.4時間（ボノプラザン/アスピリン配合錠として10mg/100mg単回投与）
ボノプラザン：約8.2時間（ボノプラザン/アスピリン配合錠として10mg/100mg単回投与）

商品名と剤形	**コンプラビン®**（サノフィ）●錠剤（配合錠）
一般名	クロピドグレル硫酸塩/アスピリン

コンプラビン

用法・用量
・1日1回1錠

副作用
出血、胃・十二指腸・小腸・大腸潰瘍、肝機能障害、黄疸、血栓性血小板減少性紫斑病、間質性肺炎、好酸球性肺炎、血小板減少、白血球減少、無顆粒球症、再生不良性貧血を含む汎血球減少、TEN、SJS、多形滲出性紅斑、急性汎発性発疹性膿疱症、剥脱性皮膚炎、薬剤性過敏症症候群

最高血中濃度到達時間（投与量）
クロピドグレル：0.75時間（75mg〈未変化体〉）、アスピリン：5.5時間（100mg〈未変化体〉）

半減期（投与量）
クロピドグレル：約4.5時間（75mg〈未変化体〉）、アスピリン：約0.4時間（100mg〈未変化体〉）

ワーファリンとDOACは、何が違うの？

　ワーファリンは、長年使用されてきた抗凝固薬で、さまざまな疾患や病態に用いられています。ビタミンKとの相互作用があるため、治療中には食事に十分な注意が必要で、他の薬剤との相互作用も多い薬です。効き方の個人差が大きく、効果を確認するために定期的な血液検査（INR測定）が必要になります。一方、DOAC（direct oral anticoagulants：直接作用型経口抗凝固薬）はワーファリンの代替として開発された薬剤で、効果が迅速に発揮され、消失も早いため、手術前などの休薬がしやすいという利点があります。また、DOACはワーファリンと比べて個人差があまりなく、年齢や体重、腎機能に基づいて減量が必要ですが、用量調整は比較的容易で、薬剤間の相互作用が少なく、食事制限も不要です。

　DOACは、比較的用量調節が簡便であることから、選択される場合が増えてきました。しかし、ワーファリンしか使用できない疾患や病態もあり、DOACでは細かな用量調整が難しいため、あえてワーファリンを使用する場合もあります。また、ワーファリンは、重大な出血や過剰な抗凝固作用が現れた場合に、拮抗薬としてビタミンK（ケイツー®N）が用いられます。DOACには、プラザキサ®（ダビガトラン）専用の中和剤であるプリズバインド®（イダルシズマブ）、その他のDOACについては、抗Xa薬の中和剤であるオンデキサ®（アンデキサネット）が用いられます。しかし、これらの中和剤は、薬価が非常に高価というデメリットがあります。

（猪田宏美）

抗凝固薬

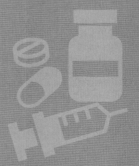

直接トロンビン阻害薬

商品名と剤形	**プラザキサ®** （ベーリンガー）
	●カプセル
一般名	ダビガトランエテキシラートメタンスルホン酸塩

R75

用法・用量
- 1回150mgを1日2回（中等度腎障害〈Ccr 30～50mL/分〉、P-糖蛋白阻害剤併用、70歳以上、消化管出血の既往がある場合は1回110mgを1日2回）

副作用
出血傾向、貧血、消化器症状、間質性肺炎

最高血中濃度到達時間（投与量）
約4.0時間（110mg）

半減期（投与量）
約10.7時間（110mg〈1日2回反復投与〉）

直接Ⅹa阻害薬

商品名と剤形	**イグザレルト®** （バイエル）
	●錠剤　●OD錠　●細粒
一般名	リバーロキサバン

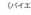
▽15 BAYER　イグザレルトOD15

用法・用量
- 非弁膜症性心房細動患者における虚血性脳卒中および全身性塞栓症の発症抑制は1回15mgを1日1回食後（腎障害の患者は1回10mg）
- 深部静脈血栓症および肺血栓塞栓症の治療および再発抑制は発症後初期3週間は1回15mgを1日2回食後。その後1回15mgを1日1回食後

副作用
出血傾向、肝障害・黄疸、間質性肺炎、血小板減少

最高血中濃度到達時間（投与量）
0.5～4.0時間（錠10mg単回投与）

半減期（投与量）
7.1時間（錠10mg単回投与）

抗凝固薬

商品名と剤形	**エリキュース**® （ブリストル）
	●錠剤

894

一般名	アピキサバン

用法・用量
- 非弁膜症性心房細動患者における虚血性脳卒中および全身性塞栓症の発症抑制：1回5mgを1日2回（年齢、体重、腎機能に応じて、1回2.5mg1日2回へ減量）
- 静脈血栓塞栓症（深部静脈血栓症および肺血栓塞栓症）の治療および再発抑制：1回10mgを1日2回7日間投与後、1回5mgを1日2回

副作用
出血、間質性肺疾患、肝機能障害、急性腎不全

最高血中濃度到達時間（投与量）
3.0～3.5時間（2.5および10mg）

半減期（投与量）
約6～8時間（2.5および10mg）

商品名と剤形	**リクシアナ**® （第一三共）
	●錠剤 ●OD錠

DSC472　リクシアナOD30

一般名	エドキサバントシル酸塩水和物

用法・用量
- 非弁膜症性心房細動患者における虚血性脳卒中および全身性塞栓症の発症抑制、静脈血栓塞栓症の治療および再発抑制は体重60kg以下では1回30mgを1日1回、体重60kg超では1回60mgを1日1回（腎機能、併用薬に応じて1回30mgに減量）
- 下肢整形外科手術施行患者における静脈血栓塞栓症の発症抑制は1回30mgを1日1回

副作用
出血傾向、肝障害・黄疸、貧血

最高血中濃度到達時間（投与量）
約1.0時間（30mg）

直接トロンビン阻害薬／直接Ⅹa阻害薬

半減期（投与量）
約4.9時間（30mg）

クマリン系

商品名と剤形	**ワーファリン**（エーザイ）
	●錠剤　●顆粒
一般名	ワルファリンカリウム

E256

用法・用量
- 初回投与量1回1～5mgを1日1回投与後、数日間かけて用量調節し、維持量を決定

副作用
出血傾向、肝障害、発疹、紅斑、蕁麻疹、皮膚壊死、皮膚炎、発熱、悪心・嘔吐、下痢

最高血中濃度到達時間（投与量）
約0.5時間（錠0.5、1、5mg）

半減期（投与量）
約55.0～133.0時間（錠0.5、1、5mg）

解熱鎮痛薬
(NSAIDs など)

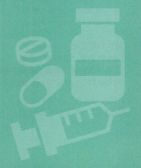

COX阻害薬

サリチル酸系

商品名と剤形 **アスピリン**（丸石）
●原末

一般名 アスピリン

用法・用量
- 消炎・鎮痛は1回0.5〜1.5g（最大1日4.5g）。急性上気道炎の解熱・鎮痛は1回0.5〜1.5gを頓用（最大1日2回、4.5g/日）

重大な副作用
消化性潰瘍、肝障害・黄疸、ショック、アナフィラキシー、中毒性表皮壊死融解症、皮膚粘膜眼症候群、出血、喘息、貧血、血小板減少、白血球減少

アントラニル酸系

商品名と剤形 **ポンタール®**（ファイザー）
●カプセル ●散
●細粒 ●シロップ剤

ポンタール250

一般名 メフェナム酸

用法・用量
- カプセル・散・細粒：消炎・鎮痛は1回500mg、その後6時間ごとに1回250mg。急性上気道炎の解熱・鎮痛は原則1日2回までとし、1日最大1,500mgを限度とする
- シロップ剤：小児1回0.2mL/kg（原則として1日2回まで）

重大な副作用
消化性潰瘍、肝障害・黄疸、ショック、アナフィラキシー、中毒性表皮壊死融解症、皮膚粘膜眼症候群、大腸炎、劇症肝炎、急性腎不全、間質性腎炎、ネフローゼ症候群、貧血、無顆粒球症、骨髄形成不全

最高血中濃度到達時間（投与量）
約2.0時間（カプセル250mg、散1g、シロップ剤15.4mL）

アリール酢酸系（フェニル酢酸系）

ボルタレン® （ノバルティス）

商品名と剤形	●錠剤 ●カプセル（徐放） ●坐薬 ●塗布薬（ゲル、ローション） ●貼付薬（テープ）
一般名	ジクロフェナクナトリウム

用法・用量
- 錠剤：1日75〜100mgを3回に分割。頓用は25〜50mg。急性上気道炎の解熱・鎮痛は1回25〜50mgを頓用（最大1日2回、100mg/日）
- カプセル：1回37.5mgを1日2回食後
- 坐薬：1回25〜50mgを1日1〜2回直腸内に挿入

※塗布薬、貼付薬については割愛

重大な副作用
消化性潰瘍、肝障害・黄疸、ショック、アナフィラキシー、中毒性表皮壊死融解症、皮膚粘膜眼症候群、脳血管障害、急性脳症、うっ血性心不全、心筋梗塞、出血性大腸炎、急性腎不全、間質性肺炎、喘息、貧血、無顆粒球症、血小板減少、横紋筋融解症、無菌性髄膜炎

最高血中濃度到達時間（投与量）
約2.7時間（錠25mg）

半減期（投与量）
約1.2時間（錠25mg）

アリール酢酸系（ピラノ酢酸系）

ハイペン® （日本新薬）

商品名と剤形	●錠剤
一般名	エトドラク

用法・用量
- 1日400mgを1日2回朝夕食後に分割

重大な副作用
消化性潰瘍、肝障害・黄疸、ショック、アナフィラキシー、中毒性表皮壊死融解症、皮膚粘膜眼症候群、うっ血性心不全、腎不全、好酸球性肺炎、間質性肺炎、溶血性貧血、汎血球減少、無顆粒球症、血小板減少

解熱鎮痛薬（NSAIDsなど）

COX阻害薬

最高血中濃度到達時間（投与量）
約1.4時間（200mg）

半減期（投与量）
約6.0時間（200mg）

プロピオン酸系

商品名と剤形	**ブルフェン**® （科研） ●錠剤 ●顆粒
一般名	イブプロフェン

ky22

用法・用量
- 消炎・鎮痛は1日600mgを3回に分割。急性上気道炎の解熱・鎮痛は1回200mgを頓用（最大1日2回、600mg/日）

重大な副作用
消化性潰瘍、肝機能障害・黄疸、ショック、アナフィラキシー、中毒性表皮壊死融解症、皮膚粘膜眼症候群、潰瘍性大腸炎、胃腸出血、急性腎不全、間質性腎炎、ネフローゼ症候群、喘息発作、貧血、無顆粒球症、血小板減少、無菌性髄膜炎、心筋梗塞、脳血管障害

最高血中濃度到達時間（投与量）
約2.1時間（錠200mg）

半減期（投与量）
約1.8時間（錠200mg）

商品名と剤形	**モーラス**® （久光） 貼付薬 （テープ、パップ）
一般名	ケトプロフェン

用法・用量
- テープとパップXRは1日1回、パップは1日2回患部に貼付

重大な副作用
ショック、アナフィラキシー、喘息発作の誘発（アスピリン喘息）、接触皮膚炎、光線過敏症

最高血中濃度到達時間（投与量）
約12.7時間（テープ20mg〈1枚〉）

ロキソニン®

商品名と剤形
プロドラッグ　（第一三共）
- 錠剤　●細粒
- 塗布薬（ゲル）
- 貼付薬（テープ、パップ）

SANKYO157

一般名
ロキソプロフェンナトリウム

用法・用量
- 錠剤・細粒：消炎・鎮痛は1回60mgを1日3回（頓用の場合は1回60～120mg/日）。急性上気道炎の解熱・鎮痛は、1回60mgを頓用（最大1日2回、180mg/日）
- ゲル：適量を1日数回患部に塗擦
- テープ、パップ：1日1回、患部に貼付

重大な副作用
消化性潰瘍、肝障害、黄疸、ショック、アナフィラキシー、中毒性表皮壊死融解症、皮膚粘膜眼症候群、うっ血性心不全、消化管出血、消化管穿孔、急性腎不全、間質性腎炎、ネフローゼ症候群、間質性肺炎、喘息、貧血、無顆粒球症、白血球減少、血小板減少、横紋筋融解症、無菌性髄膜炎

最高血中濃度到達時間（投与量）
未変化体：約0.5時間、活性代謝物：約0.8時間（錠60mg）

半減期（投与量）
未変化体：約1.2時間、活性代謝物：約1.3時間（錠60mg）

ロピオン®　（科研）

商品名と剤形
- 注射薬

一般名
フルルビプロフェン アキセチル

用法・用量
- 1回50mgをできるだけ緩徐に静注

重大な副作用
ショック、アナフィラキシー、胃腸出血、急性腎不全、ネフローゼ症候群、喘息発作、痙攣、中毒性表皮壊死融解症、皮膚粘膜眼症候群

最高血中濃度到達時間（投与量）
約0.1時間（5mL）

解熱鎮痛薬（NSAIDsなど）

COX阻害薬

半減期（投与量）
β相：約5.8時間（5mL）

商品名と剤形	**ナイキサン** （ニプロES） ●錠剤
一般名	ナプロキセン

用法・用量
- 1日量300〜600mg（3〜6錠）を2〜3回

重大な副作用
ショック、PIE症候群、皮膚粘膜眼症候群、胃腸出血、潰瘍、再生不良性貧血、溶血性貧血、無顆粒球症、血小板減少、糸球体腎炎、間質性腎炎、腎乳頭壊死、ネフローゼ症候群、腎不全、表皮水疱症、表皮壊死、多形性紅斑、胃腸穿孔、大腸炎、劇症肝炎、聴力障害、視力障害、無菌性髄膜炎、血管炎

最高血中濃度到達時間（投与量）
2〜4時間（250mg）

半減期（投与量）
約14時間（250mg）

コキシブ系

商品名と剤形	**セレコックス®** （ヴィアトリス） ●錠剤
一般名	セレコキシブ

用法・用量
- 1回100〜200mgを1日2回朝夕食後

重大な副作用
ショック、アナフィラキシー、心筋梗塞、脳卒中、うっ血性心不全、消化性潰瘍、肝障害・黄疸、肝不全、肝炎、急性腎不全、間質性肺炎、中毒性表皮壊死融解症、皮膚粘膜眼症候群、無顆粒球症、汎血球減少、消化管出血、消化管穿孔、心不全、再生不良性貧血

最高血中濃度到達時間（投与量）
約2.0時間（50〜400mg）

半減期（投与量）
約5.0〜9.0時間（50〜400mg）

その他

解熱鎮痛薬（NSAIDsなど）

塩基性

商品名と剤形	**ソランタール®** （LTLファーマ） ●錠剤
一般名	チアラミド塩酸塩

用法・用量
- 消炎・鎮痛は1回100mgを1日3回。急性上気道炎の鎮痛は1回100mgを頓用（最大1日2回、300mg/日）

重大な副作用
ショック、アナフィラキシー、心筋梗塞、脳血管障害
（重大な副作用でないが、食欲不振、胸やけに注意）

最高血中濃度到達時間（投与量）
約0.9時間（錠300mg）

半減期（投与量）
約1.6時間（錠300mg）

ピラゾロン系（ピリン系）

商品名と剤形	**スルピリン** （各社） ●原末
一般名	スルピリン

用法・用量
- 1回0.3gを頓用（最大1日2回、0.9g/日）

重大な副作用
ショック、アナフィラキシー、黄疸、急性腎不全、中毒性表皮壊死融解症、皮膚粘膜眼症候群、貧血、無顆粒球症

アニリン系

商品名と剤形	**アセリオ®** (テルモ) ●注射薬（静注）
一般名	アセトアミノフェン

用法・用量
- 成人における疼痛：アセトアミノフェンとして1回300〜1,000mgを15分かけて静脈内投与（投与間隔4〜6時間以上）。年齢、症状により適宜増減するが1日総量4,000mg（体重50kg未満の成人にはアセトアミノフェンとして体重1kgあたり1回15mgを上限として静脈内投与（投与間隔は4〜6時間以上）。1日総量として60mg/kgを限度
- 成人における発熱：アセトアミノフェンとして1回300〜500mgを15分かけて静脈内投与（投与間隔4〜6時間以上）。年齢、症状により適宜増減するが原則として1日2回までとし、1日最大1,500mgを限度
- 2歳以上の幼児および小児における疼痛および発熱：アセトアミノフェンとして体重1kgあたり1回10〜15mgを15分かけて静脈内投与（投与間隔は4〜6時間以上）。年齢、症状により適宜増減するが1日総量60mg/kgを限度（成人の用量を超えない）
- 乳児および2歳未満の幼児における発熱および発熱：アセトアミノフェンとして体重1kgあたり1回7.5mgを15分かけて静脈内投与（投与間隔は4〜6時間以上）。年齢、症状により適宜増減するが1日総量として30mg/kgを限度

重大な副作用
ショック、アナフィラキシー、中毒性表皮壊死融解症、皮膚粘膜眼症候群、急性汎発性発疹性膿疱症、喘息発作の誘発、劇症肝炎、肝機能障害、黄疸、顆粒球減少症、間質性肺炎、間質性腎炎、急性腎不全

最高血中濃度到達時間（投与量）
投与開始後15分（投与終了直後）（30、65、100mL）

半減期（投与量）
約2.5時間（30、65、100mL）

商品名と剤形	**アンヒバ®** （ヴィアトリス）

●坐薬

一般名	アセトアミノフェン

用法・用量
- 乳児、幼児、小児にはアセトアミノフェンとして体重1kgあたり1回10〜15mgを直腸内に挿入。投与間隔は4〜6時間以上とし、1日総量として60mg/kgを限度とする（年齢、症状により適宜増減、ただし成人の用量を超えない）

重大な副作用
ショック、アナフィラキシー、中毒性表皮壊死融解症、皮膚粘膜眼症候群、急性汎発性発疹性膿疱症、劇症肝炎、肝機能障害、黄疸、喘息発作の誘発、顆粒球減少症、間質性肺炎、間質性腎炎、急性腎障害、薬剤性過敏症症候群

最高血中濃度到達時間（投与量）
約1.6時間（400mg）

半減期（投与量）
約2.7時間（400mg）

解熱鎮痛薬（NSAIDsなど）

商品名と剤形	**アルピニー®** （久光）

●坐薬

一般名	アセトアミノフェン

用法・用量
- 通常、乳児、幼児、小児にはアセトアミノフェンとして体重1kgあたり1回10〜15mgを直腸内に挿入（投与間隔を4〜6時間以上とし、1日総量60mg/kgを限度とする）

重大な副作用
ショック、アナフィラキシー、中毒性表皮壊死融解症、皮膚粘膜眼症候群、急性汎発性発疹性膿疱症、劇症肝炎、肝機能障害、黄疸、喘息発作の誘発、顆粒球減少症、間質性肺炎、間質性腎炎、急性腎障害、薬剤性過敏症症候群

最高血中濃度到達時間
2〜3時間

その他

商品名と剤形	**カロナール**® （あゆみ） ●錠剤 ●細粒 ●原末 ●シロップ剤 ●坐薬
一般名	アセトアミノフェン

用法・用量
- 錠剤・細粒・原末：鎮痛は1回300〜1,000mgを4〜6時間ごと（最大1日4,000mg）。急性上気道炎の解熱・鎮痛は1回300〜500mgを頓用（1日2回をめどに最大1日1,500mg）。幼児および小児には、体重1kgあたり1回10〜15mgを4〜6時間ごと（1日総量として60mg/kgを限度とし、成人の用量を超えない）
- シロップ剤、坐薬：乳児、幼児および小児に体重1kgあたり1回10〜15mgを4〜6時間ごと（最大1日60mg/kgを限度とし、成人の用量を超えない）

重大な副作用
ショック、アナフィラキシー、肝障害・黄疸、劇症肝炎、急性腎不全、間質性腎炎、間質性肺炎、喘息、中毒性表皮壊死融解症、皮膚粘膜眼症候群、無顆粒球症

最高血中濃度到達時間（投与量）
約0.5時間（400mg）

半減期（投与量）
約2.4時間（400mg）

生物組織抽出液

商品名と剤形	**ノイロトロピン**® （日本臓器） ●錠剤 ●注射薬
一般名	ワクシニアウイルス接種家兎炎症皮膚抽出液

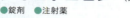

用法・用量
- 錠剤：1日4錠を朝夕2回に分割
- 注射薬：1日1回ノイロトロピン単位として3.6単位を静注、筋注または皮下注

重大な副作用
肝障害・黄疸、ショック、アナフィラキシー

オピオイド

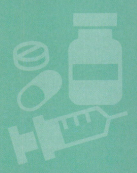

強オピオイド

商品名と剤形	**アブストラル®** （協和キリン）
	医療用麻薬　ROO
	●舌下錠

一般名 フェンタニルクエン酸塩

用法・用量
- 突出痛に対して1回100～600μgを1日4回以下（最大1回800μg）。100μgを開始量とし舌下投与

副作用
悪心・嘔吐、便秘、眠気、呼吸抑制

最高血中濃度到達時間（投与量）
約0.5時間（100μg）

半減期（投与量）
約5.0時間（100μg）

商品名と剤形	**アンペック®** （住友ファーマ）
	医療用麻薬　レスキュー薬（坐薬のみ）

※定時使用薬としても用いられる
●注射薬　●坐薬

一般名 モルヒネ塩酸塩

用法・用量
- 注射薬：1回5～10mgを皮下注または静注（麻酔の補助）。持続点滴静注または持続皮下注する場合は1回50～200mg
  ※硬膜外投与、くも膜下投与もあり
- 坐薬：1日20～120mgを2～4回に分割し直腸内に投与（初めてモルヒネ製剤として本剤を投与する場合は1回10mgより開始が望ましい）

副作用
悪心・嘔吐、便秘、眠気、呼吸抑制

最高血中濃度到達時間（投与量）
約1.5時間（坐薬10mg）

半減期（投与量）
約4.2時間（坐薬10mg）

商品名と剤形	**イーフェン**® （大鵬）
	医療用麻薬　R00
	●バッカル錠
一般名	フェンタニルクエン酸塩

用法・用量
- 突出痛に対して1回50〜600μgを1日4回以下（最大1回800μg）。50または100μgを開始量とし、上顎臼歯の歯茎と頬の間で溶解させる

主な副作用
悪心・嘔吐、便秘、眠気

重大な副作用
依存性、呼吸抑制、意識障害、ショック、アナフィラキシー、痙攣

最高血中濃度到達時間（投与量）
約0.6時間（100μg）

半減期（投与量）
約3.4時間（100μg）

商品名と剤形	**MSコンチン**® （塩野義）
	医療用麻薬
	●錠剤（徐放）
	902：30
一般名	モルヒネ硫酸塩水和物

用法・用量
- 1日20〜120mgを2回に分割（初回10mgが望ましい）

副作用
悪心・嘔吐、便秘、眠気、呼吸抑制

最高血中濃度到達時間（投与量）
約2.7時間（30mg）

半減期（投与量）
約2.6時間（30mg）

強オピオイド

商品名と剤形	**MSツワイスロン®** (帝國)
	医療用麻薬
	●カプセル（徐放）
一般名	モルヒネ硫酸塩

TF-TL10

用法・用量
- 1日20〜120mgを2回に分割（初回10mgが望ましい）

副作用
悪心・嘔吐、便秘、眠気、呼吸抑制

最高血中濃度到達時間
約1.9時間

半減期
約2.0時間

商品名と剤形	**オキシコドン** (各社)
	医療用麻薬
	●錠剤（錠、徐放）　●カプセル（徐放）
	●内服液　●注射薬
一般名	オキシコドン塩酸塩水和物

用法・用量
- 錠剤：1日10〜80mgを4回に分割経口投与
- 錠剤（徐放）：1日10〜80mgを2回に分割経口投与
- カプセル（徐放）：1日10〜80mgを2回に分割経口投与
- 内服液：1日10〜80mgを4回に分割経口投与
- 注射薬：1日7.5〜250mgを持続静注または持続皮下注

副作用
ショック、アナフィラキシー、依存性、呼吸抑制、錯乱、せん妄、無気肺、気管支痙攣、喉頭浮腫、麻痺性イレウス、中毒性巨大結腸、肝機能障害

最高血中濃度到達時間（投与量）
約1.9時間（2.5mg）

半減期（投与量）
約6.0時間（2.5mg）

商品名と剤形	**オキシコンチン®TR** （塩野義）
	医療用麻薬
	●錠剤（徐放）

922：20

一般名　オキシコドン塩酸塩水和物

用法・用量
- 1日10〜80mgを2回に分割

副作用
悪心・嘔吐、便秘、眠気、呼吸抑制

最高血中濃度到達時間（投与量）
オキシコドン：約2.5時間（20mg）

半減期（投与量）
約5.7時間（20mg）

商品名と剤形	**オキノーム®** （塩野義）
	医療用麻薬　レスキュー薬※
	※定時服用薬としても用いられる
	●散

一般名　オキシコドン塩酸塩水和物

用法・用量
- 1日10〜80mgを4回に分割

副作用
悪心・嘔吐、便秘、眠気、呼吸抑制

最高血中濃度到達時間（投与量）
オキシコドン：約1.9時間（2.5mg）

半減期（投与量）
オキシコドン：約6.0時間（2.5mg）

強オピオイド

商品名と剤形	**オキファスト**® （塩野義）
	医療用麻薬
	●注射薬
一般名	オキシコドン塩酸塩水和物

用法・用量
- 1日7.5〜250mgを持続静注または持続皮下注

副作用
悪心・嘔吐、便秘、眠気、呼吸抑制

半減期（投与量）
約3.3時間（2mg）

商品名と剤形	**オプソ**® （住友ファーマ）
	医療用麻薬　レスキュー薬※
	※定時服用薬としても用いられる
	●内服液
一般名	モルヒネ塩酸塩

用法・用量
- 1日30〜120mgを6回に分割

副作用
悪心・嘔吐、便秘、眠気、呼吸抑制

最高血中濃度到達時間（投与量）
約0.5時間（10mgを6回反復投与）

半減期（投与量）
約2.9時間（10mgを6回反復投与）

商品名と剤形	**デュロテップ®MT** （ヤンセン）
	医療用麻薬
	●貼付薬（パッチ）
一般名	フェンタニル

用法・用量
- 2.1、4.2、8.4、12.6mgのいずれかの用量で胸部、腹部、上腕部、大腿部等に貼付し、3日（約72時間）ごとに貼り替える
※慢性疼痛の適応症を有している

副作用
悪心・嘔吐、便秘、眠気、呼吸抑制

最高血中濃度到達時間（投与量）
約30.8時間（16.8mg）

半減期（投与量）
約21.4時間（16.8mg）

オピオイド

商品名と剤形	**ナルサス®** （第一三共） 医療用麻薬 ●錠剤（徐放）	DC E6
一般名	ヒドロモルフォン塩酸塩	

用法・用量
● 4～24mgを1日1回（症状に応じて適宜増減）

副作用
悪心・嘔吐、便秘、眠気、呼吸抑制

最高血中濃度到達時間（投与量）
3.25時間（6mg）

半減期（投与量）
約16.8時間（6mg）

商品名と剤形	**ナルラピド®** （第一三共） 医療用麻薬　レスキュー薬※ ※定時服用薬としても用いられる ●錠剤	DC I4
一般名	ヒドロモルフォン塩酸塩	

用法・用量
● 1日4～24mgを4～6回に分割投与（症状に応じて適宜増減）

副作用
悪心・嘔吐、便秘、眠気、呼吸抑制

最高血中濃度到達時間（投与量）
1.0時間（4mg）

半減期（投与量）
約18.3時間（4mg）

強オピオイド

商品名と剤形	**ナルベイン**® （第一三共）
	医療用麻薬
	●注射薬
一般名	ヒドロモルフォン塩酸塩

用法・用量
● 1日0.5〜25mgを持続静注または持続皮下注

副作用
依存性、呼吸抑制、意識障害、イレウス、中毒性巨大結腸

最高血中濃度到達時間（投与量）
約0.083時間（1mg静注）、約0.26時間（1mg皮下注）

半減期（投与量）
約2.5時間（1mg静注）、約5.1時間（1mg皮下注）

商品名と剤形	**パシーフ**® （武田薬品）
	医療用麻薬
	●カプセル（徐放）
一般名	モルヒネ塩酸塩水和物

851

用法・用量
● 1日30〜120mgを1日1回

副作用
悪心・嘔吐、便秘、眠気、呼吸抑制

最高血中濃度到達時間
速放部：約0.7〜0.9時間、徐放部：約8.4〜9.8時間

半減期
約11.3〜13.5時間

商品名と剤形	**フェンタニル** （テルモ）
	医療用麻薬
	●注射薬
一般名	フェンタニルクエン酸塩

用法・用量
● 1日0.1〜0.3mg（2〜6mL）から開始し点滴静注
※硬膜外投与、くも膜下投与もあり

副作用
悪心・嘔吐、便秘、眠気、呼吸抑制

半減期
約3.6時間（静注）

商品名と剤形	**フェントス®テープ** （久光）
	医療用麻薬
	●貼付薬（テープ）
一般名	フェンタニルクエン酸塩

用法・用量
● 初回貼付用量として1、2、4、6mgのいずれかの用量で胸部、腹部、上腕部、大腿部等に貼付し、1日（約24時間）ごとに貼り替える（その後貼付用量は患者の症状や状態により適宜増減する） ※慢性疼痛の適応症を有している

副作用
悪心・嘔吐、便秘、傾眠、呼吸抑制

最高血中濃度到達時間（投与量）
約20.1時間（2mg）

半減期（投与量）
約27.1時間（剥離後）

商品名と剤形	**ペチジン塩酸塩注射液**
	医療用麻薬 （武田薬品）
	●注射薬
一般名	ペチジン塩酸塩

用法・用量
●［鎮痛］1回35〜50mgを皮下注または筋注

副作用
悪心、嘔吐、便秘、眠気

最高血中濃度到達時間（投与量）
約1.1時間（1mg筋注、中国人データ）

半減期（投与量）
約8.1時間（1mg筋注、中国人データ）

強オピオイド

商品名と剤形	**メサペイン®** （テルモ、塩野義）
	医療用麻薬
	●錠剤
一般名	メサドン塩酸塩

用法・用量
- 強オピオイド鎮痛薬から切り換えて使用[注1]
- 初回投与量：1回5〜15mgを1日3回（少なくとも7日間は増量しない[注2]）

副作用
心停止、QT延長、心室頻拍（Torsades de pointes含む）、心室細動、心不全、不整脈、呼吸抑制、悪心・嘔吐、便秘、眠気

最高血中濃度到達時間（投与量）
約4.9時間（5mg）

半減期（投与量）
約37.2時間（5mg〈個人差が非常に大きい〉）

注1：血中濃度が安定するのに少なくとも7日間は必要であり、短い間隔で増量してしまうと過量投与になり命にかかわる

注2：メサドン塩酸塩は薬物代謝に個人差が大きく、確立された換算比がなく、薬物相互作用も多岐にわたる。そのため、投与量の調整等が難しく、強オピオイドのなかでがん性疼痛に使用する際も処方医師の制限や流通管理等が設けられている

商品名と剤形	**モルヒネ塩酸塩（水和物）** （住友ファーマ〈錠剤〉） （各社〈原末、注射薬〉）
	医療用麻薬　レスキュー薬※
	※定時服用薬としても用いられる
	●錠剤　●原末　●注射薬
一般名	モルヒネ塩酸塩

用法・用量
- 錠剤・原末：1回5〜10mg（15mg/日）
- 注射薬：1回5〜10mgを皮下注または静注（麻酔の補助）。持続点滴静注または持続皮下注する場合は1回50〜200mg
  ※硬膜外投与、くも膜下投与もあり

副作用
悪心・嘔吐、便秘、眠気、呼吸抑制

最高血中濃度到達時間（投与量）
約1.3時間（錠10mg）

半減期（投与量）
約2.1時間（錠10mg）

商品名と剤形	**モルヒネ硫酸塩水和物** （藤本） 医療用麻薬 ●細粒（徐放）
一般名	モルヒネ硫酸塩水和物

用法・用量
- 1日20〜120mgを2回に分割（初回10mgが望ましい）

副作用
悪心・嘔吐、便秘、眠気、呼吸抑制

最高血中濃度到達時間（投与量）
約2.7時間（30mg）

半減期（投与量）
約2.6時間（30mg）

商品名と剤形	**ラフェンタ®テープ** （日本臓器） 医療用麻薬 ●貼付薬（テープ）
一般名	フェンタニル

用法・用量
- 初回貼付量として1.38、2.75、5.5、8.25mgのいずれかの用量で胸部、腹部、上腕部、大腿部等に貼付し、3日（約72時間）ごとに貼り替える（その後の貼付量は患者の症状や状態により適宜増減する）

副作用
悪心・嘔吐、便秘、眠気、呼吸抑制

最高血中濃度到達時間（投与量）
約41.6時間（1.1mg）

半減期（投与量）
約27.3時間（1.1mg）

強オピオイド

商品名と剤形	**ワンデュロ®** （ヤンセン）

医療用麻薬

● 貼付薬（パッチ）

一般名	フェンタニル

用法・用量
● 0.84、1.7、3.4、5mgのいずれかの用量で胸部、腹部、上腕部、大腿部等に貼付し、1日（約24時間）ごとに貼り替える
※慢性疼痛の適応症を有している

副作用
悪心・嘔吐、便秘、眠気、呼吸抑制

最高血中濃度到達時間（投与量）
約18.0時間（3.4mg）

半減期（投与量）
約21.3時間（3.4mg）

弱オピオイド

商品名と剤形	**コデインリン酸塩（水和物）** （第一三共）

医療用麻薬（散は10%のみ）

レスキュー薬 ※定時服用薬としても用いられる

● 錠剤　● 原末　● 散

SANKYO815

一般名	コデインリン酸塩水和物

用法・用量
● 1回20mg（1日60mg）

副作用
悪心・嘔吐、便秘、眠気、呼吸抑制

最高血中濃度到達時間（投与量）
約1.2時間（60mg）

半減期（投与量）
約2.3時間（60mg）

商品名と剤形	**トラマール®** (日本新薬)

レスキュー薬※（OD錠のみ）

※定時服用薬としても用いられる
- ●OD錠　●注射薬

一般名	トラマドール塩酸塩

用法・用量
- OD錠：1日100〜300mgを4回に分割（最大1回100mg、1日400mg）
- 注射薬：1回100〜150mgを筋注。その後必要に応じて4〜5時間ごとに反復投与

副作用
悪心・嘔吐、便秘、眠気、呼吸抑制

最高血中濃度到達時間（投与量）
約1.2時間（OD錠50mg）

半減期（投与量）
β相：約5.7時間（OD錠50mg）

商品名と剤形	**ワントラム®** (日本新薬)

●錠剤（徐放）

一般名	トラマドール塩酸塩

用法・用量
- 1回100〜300mgを1日1回（最大1日400mg）

副作用
悪心・嘔吐、便秘、眠気、呼吸抑制

最高血中濃度到達時間（投与量）
約9.5時間（100mg）

半減期（投与量）
β相：約6.4時間（100mg）

強オピオイド／弱オピオイド

商品名と剤形	**ツートラム**® （日本臓器） ●錠剤（徐放）

一般名 トラマドール塩酸塩

ツートラム50

用法・用量
- 1日100〜300mgを2回に分けて経口投与（最大1回200mg、1日400mg）

副作用
悪心・嘔吐、便秘、眠気、呼吸抑制

最高血中濃度到達時間（投与量）
約1.3時間（100mg）

半減期（投与量）
約7.9時間（100mg）

商品名と剤形	**ソセゴン**® （丸石） ●錠剤 ●注射薬（筋注、皮下注）

一般名 ペンタゾシン

MI210

用法・用量
- 錠剤：1回25〜50mg（3〜5時間空けて反復投与）
- 注射薬：1回15mg（3〜4時間空けて反復投与）

副作用
ショック、アナフィラキシー、呼吸抑制、依存性、中毒性表皮壊死融解症、無顆粒球症、神経原性筋障害、痙攣

最高血中濃度到達時間（投与量）
約10分（0.5mg/kg筋注）、投与直後（0.5mg/kg静注）、2時間（錠50mg）

半減期（投与量）
1.28時間（0.5mg/kg筋注）、0.73時間（0.5mg/kg静注）、約98〜192分（錠50mg）

商品名と剤形	**レペタン**® (大塚) ●注射薬(筋注) ●坐薬
一般名	ブプレノルフィン塩酸塩

用法・用量
- 注射薬:1回0.2〜0.3mg(体重あたり4〜6μg/kg)を筋注(初回量は0.2mgとする)。6〜8時間ごとに反復投与
- 坐薬:1回0.2mgまたは0.4mgを直腸内へ投与。8〜12時間ごとに反復投与

副作用
呼吸抑制、呼吸困難、舌根沈下、ショック、せん妄、妄想、依存性、急性肺水腫、失神

最高血中濃度到達時間(投与量)
約1〜2時間(坐薬0.4mg)

その他(配合薬)

商品名と剤形	**トラムセット**® (持田) ●錠剤(配合錠)
一般名	トラマドール塩酸塩・アセトアミノフェン

J-C T/P

用法・用量
- 1回1錠、1日4回

副作用
ショック、アナフィラキシー、痙攣、意識消失、依存性、中毒性表皮壊死融解症、皮膚粘膜眼症候群、急性汎発性発疹性膿疱症、間質性肺炎、間質性腎炎、急性腎障害、喘息発作の誘発、劇症肝炎、肝機能障害、黄疸、顆粒球減少症、呼吸抑制、薬剤性過敏症症候群

最高血中濃度到達時間(投与量)
トラマドール:1〜2時間(トラマドール塩酸塩として37.5mgおよびアセトアミノフェンとして325mg)
アセトアミノフェン:1時間(トラマドール塩酸塩として37.5mgおよびアセトアミノフェンとして325mg)

弱オピオイド/その他(配合薬)

半減期（投与量）
トラマドール：5.0〜5.5時間（トラマドール塩酸塩として37.5mgおよびアセトアミノフェンとして325mg）

アセトアミノフェン：3時間（トラマドール塩酸塩として37.5mgおよびアセトアミノフェンとして325mg）

商品名と剤形	**トアラセット®** （各社）
	●錠剤（配合錠）
一般名	トラマドール塩酸塩・アセトアミノフェン

用法・用量
●1回1錠、1日4回

副作用
ショック、アナフィラキシー、痙攣、意識消失、依存性、中毒性表皮壊死融解症、皮膚粘膜眼症候群、急性汎発性発疹性膿疱症、間質性肺炎、間質性腎炎、急性腎障害、喘息発作の誘発、劇症肝炎、肝機能障害、黄疸、顆粒球減少症、呼吸抑制、薬剤性過敏症症候群

最高血中濃度到達時間（投与量）
トラマドール：1〜2時間（トラマドール塩酸塩として37.5mgおよびアセトアミノフェンとして325mg）

アセトアミノフェン：1時間（トラマドール塩酸塩として37.5mgおよびアセトアミノフェンとして325mg）

半減期（投与量）
トラマドール：5.0〜5.5時間（トラマドール塩酸塩として37.5mgおよびアセトアミノフェンとして325mg）

アセトアミノフェン：3時間（トラマドール塩酸塩として37.5mgおよびアセトアミノフェンとして325mg）

不穏に対する向精神薬

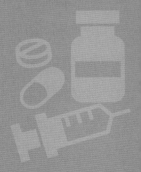

●各薬剤における添付文書の効能・効果は以下のため、不穏症状に対して用いる際は医師によく確認すること

＊1：統合失調症、双極性障害における躁症状およびうつ症状の改善（注射薬では、統合失調症における精神運動興奮）、抗悪性腫瘍薬（シスプラチン等）投与に伴う消化器症状（悪心、嘔吐）

＊2：統合失調症

＊3：統合失調症、小児期の自閉スペクトラム症に伴う易刺激性（錠1mg、2mg、OD錠、細粒、内用液）※錠3mg、注射剤は統合失調症のみ

＊4：統合失調症、双極性障害における躁症状の改善（注射薬では双極Ⅰ型障害における気分エピソードの再発、再燃抑制）、うつ病・うつ状態（既存治療で十分な効果が認められない場合に限る（OD錠24mgは除く）、小児期の自閉スペクトラム症に伴う易刺激性（OD錠24mgは除く）

＊5：統合失調症、躁病

＊6：統合失調症、躁病、うつ病における不安・緊張

＊7：統合失調症、躁病、神経症における不安・緊張・抑うつ、悪心・嘔吐、吃逆、破傷風に伴う痙攣、麻酔前投薬、人工冬眠、催眠・鎮静・鎮痛剤の効力増強

＊8：神経症における不安・緊張・抑うつ、うつ病における不安・緊張、心身症における身体症候ならびに不安・緊張・抑うつ、脳脊髄疾患に伴う筋痙攣・疼痛、麻酔前投薬

＊9：錠剤・散：神経症における不安・緊張・抑うつ、うつ病における不安・緊張、心身症（消化器疾患、循環器疾患、自律神経失調症、更年期障害、腰痛症、頸肩腕症候群）における身体症候ならびに不安・緊張・抑うつ、次の疾患における筋緊張の軽減（脳脊髄疾患に伴う筋痙攣・疼痛）、麻酔前投薬
　　　注射薬：神経症における不安・緊張・抑うつ、次の疾患及び状態における不安・興奮・抑うつの軽減（麻酔前、麻酔導入時、麻酔中、術後、アルコール依存症の禁断（離脱）症状、分娩時）、次の状態における痙攣の抑制（てんかん様重積状態、有機リン中毒、カーバメート中毒）

＊10：麻酔前投薬、全身麻酔の導入および維持、集中治療における人工呼吸中の鎮静、歯科・口腔外科領域における手術および処置時の鎮静

＊11：うつ病、うつ状態

＊12：神経症における不安・緊張・抑うつ、麻酔前投薬、術前・術後の悪心・嘔吐の防止

抗精神病薬

非定型抗精神病薬

商品名と剤形	**ジプレキサ**®*1 （チェプラファーム） ●錠剤 ●口腔内崩壊錠（ザイディス®錠） ●細粒 ●注射薬
一般名	オランザピン

用法・用量
- 錠剤・OD錠・細粒：開始量は1回5〜10mgを1日1回。維持量は1回10mgを1日1回（最大1日20mg）
- 注射薬：1回10mgを筋注（最大1回10mgまでを1日2回。2時間以上あける）

特に注意すべき副作用
体重増加、血糖上昇、眠気

最高血中濃度到達時間（投与量）
約4.8時間（錠5mg）

半減期（投与量）
約28.5時間（錠5mg）

商品名と剤形	**セロクエル**®*2 （アステラス） ●錠剤 ●細粒
一般名	クエチアピンフマル酸塩

用法・用量
- 開始量は1回25mgを1日2〜3回。維持量は1日150〜600mgを2〜3回に分割（最大1日750mg）

特に注意すべき副作用
体重増加、血糖上昇、起立性低血圧

最高血中濃度到達時間（投与量）
約2.6〜2.9時間（100mg）

半減期（投与量）
約3.5〜3.6時間（100mg）

不穏に対する向精神薬

商品名と剤形	**リスパダール**®*3 （ヤンセン） ● 錠剤 ● OD錠 ● 細粒 ● 内用液 ● 注射薬（コンスタ®）

JK101　　　JP113

一般名	リスペリドン

用法・用量
- 錠剤・OD錠・細粒・内用液：開始量は1回1mg［mL］を1日2回。維持量は1日2〜6mg［mL］を2回に分割（最大1日12mg［mL］）
- 注射薬：開始量は1回25mg。維持量は1回25mgを2週間隔で臀部に筋注（最大1回50mg）

特に注意すべき副作用
錐体外路症状、高プロラクチン血症、不眠症、振戦、悪性症候群

最高血中濃度到達時間（投与量）
未変化体：約1.1時間、主代謝物：約3.3時間（錠1mg）

半減期（投与量）
未変化体：約3.9時間、主代謝物：約21.7時間（錠1mg）

商品名と剤形	**ルーラン**®*2 （住友ファーマ） ● 錠剤

057

一般名	ペロスピロン

用法・用量
- 1回4mg1日3回より開始。維持量は1日12〜48mgを3回に分割して食後投与

重大な副作用
悪性症候群、遅発性ジスキネジア、麻痺性イレウス、抗利尿ホルモン不適合分泌症候群、痙攣、横紋筋融解症、無顆粒球症、白血球減少、高血糖、糖尿病性ケトアシドーシス、糖尿病性昏睡、肺塞栓症、深部静脈血栓症

最高血中濃度到達時間（投与量）
約1.7時間（4mg）

エビリファイ® *4 (大塚)

商品名と剤形
- 錠剤
- OD錠
- 散
- 内用液
- 注射薬

OG71　6

一般名　アリピプラゾール

不穏に対する向精神薬

用法・用量
- 錠剤・OD錠・散：開始量は6〜12mg、維持量は1日6〜24mgを1日1〜2回（最大1日30mg）
- 内用液：開始量は6〜12mg、維持量は1日6〜24mgを1日1〜2回［最大1日30mg（30mL）］
- 注射薬：1回400mgを4週に1回、臀部または三角筋内に筋注

重大な副作用
悪性症候群、遅発性ジスキネジア、麻痺性イレウス、アナフィラキシー、横紋筋融解症、糖尿病性ケトアシドーシス、糖尿病性昏睡、低血糖、痙攣、無顆粒球症、白血球減少、肺塞栓症、深部静脈血栓症、肝機能障害

最高血中濃度到達時間（投与量）
未変化体：約3.6時間（6mg経口投与）、約841時間（400mg筋注）
主代謝物：約69.6時間（6mg経口投与）、約841時間（400mg筋注）

半減期（投与量）
未変化体：約61.3時間（6mg経口投与）、約781時間（400mg筋注）
主代謝物：約279時間（6mg経口投与）、約605時間（400mg筋注）

定型抗精神病薬

セレネース® *5 (住友ファーマ)

P312

商品名と剤形
- 錠剤
- 細粒
- 内用液
- 注射薬

一般名　ハロペリドール

抗精神病薬

用法・用量
- 錠剤・細粒・内用液：開始量は1日0.75〜2.25mg（内用液0.375〜1.125mL）。維持量は1日3〜6mg（内用液1.5〜3mL）
- 注射薬：1回5mgを1日1〜2回静注または筋注

特に注意すべき副作用
不整脈、QT延長、錐体外路症状、高プロラクチン血症

最高血中濃度到達時間（投与量）
約5.3〜6.0時間（錠1、1.5mg）

半減期（投与量）
約51.6〜83.2時間（錠1、1.5mg）

商品名と剤形 **ヒルナミン®*6** （共和）
- 錠剤 ● 細粒 ● 散

一般名 レボメプロマジンマレイン酸塩

KW HN 25

用法・用量
- 1日25〜200mgを分割

特に注意すべき副作用
QT延長、錐体外路症状、体重増加

最高血中濃度到達時間（投与量）
約1.0〜4.0時間（50mg）

半減期（投与量）
約15.0〜30.0時間（50mg）

商品名と剤形 **レボトミン®*6** （田辺三菱）
- 錠剤 ● 顆粒 ● 散

一般名 レボメプロマジンマレイン酸塩

Y-LV25

用法・用量
- 1日25〜200mgを分割

重大な副作用
悪性症候群、突然死、再生不良性貧血、無顆粒球症、白血球減少、麻痺性イレウス、遅発性ジスキネジア、遅発性ジストニア、抗利尿ホルモン不適合分泌症候群、眼障害、SLE様症状、横紋筋融解症、肺塞栓症、深部静脈血栓症

最高血中濃度到達時間（投与量）
約1.9時間（錠100mg）

半減期（投与量）
約14.2時間（錠100mg）

商品名と剤形	**コントミン**®*7 （田辺三菱） ●錠剤 ●注射薬
一般名	クロルプロマジン

Y-CO50

不穏に対する向精神薬

用法・用量
- 錠剤：1日30〜100mgを分割
- 注射薬：1回10〜50mgを緩徐に筋注

重大な副作用
悪性症候群、突然死、心室頻拍、再生不良性貧血、溶血性貧血、無顆粒球症、白血球減少、麻痺性イレウス、遅発性ジスキネジア、遅発性ジストニア、抗利尿ホルモン不適合分泌症候群、眼障害、SLE様症状、肝機能障害、黄疸、横紋筋融解症、肺塞栓症、深部静脈血栓症

最高血中濃度到達時間（投与量）
約3.2時間（50mg経口投与）

半減期（投与量）
α相：約2.5時間（50mg経口投与）、β相：約11.7時間（50mg経口投与）

抗不安薬

ベンゾジアゼピン系抗不安薬

商品名と剤形	**セルシン**®*8 （武田テバ） ●錠剤　●散
一般名	ジアゼパム

110

用法・用量
- 成人：2〜5mgを1日2〜4回（外来患者は原則1日15mg以内）
- 小児：3歳以下は1〜5mg、4〜12歳は2〜10mgを1日1〜3回分割
- 麻酔前投薬：1回5〜10mgを就寝前または手術前

主な副作用
呼吸抑制、薬物依存、離脱症状、舌根沈下による上気道閉塞（注射薬）、循環性ショック（注射薬）

抗精神病薬／抗不安薬　95

最高血中濃度到達時間（投与量）
約1.0時間（錠5mg）

半減期（投与量）
約57.1時間（錠5mg）

商品名と剤形	**ホリゾン**®*9 （丸石） ●錠剤　●散　●注射薬
一般名	ジアゼパム

用法・用量
- 錠剤・散：2～5mgを1日2～4回（外来患者は原則1日15mg以内）。3歳以下は1～5mg、4～12歳は2～10mgを1日1～3回に分割。麻酔前投薬には1回5～10mgを就寝前または手術前
- 注射薬：初回2mL（10mg）をできるだけ緩徐に静注（なるべく太い静脈を選んで2分間以上の時間をかけて）または筋注。以後、必要に応じて3～4時間ごとに注射

特に注意すべき副作用
依存性、刺激興奮、錯乱、呼吸抑制

最高血中濃度到達時間（投与量）
約1.0時間（錠10mg）

半減期（投与量）
約68.8時間（5mg）

商品名と剤形	**ドルミカム**®*10 （丸石） ●注射薬
一般名	ミダゾラム

用法・用量
- 全身麻酔の導入および維持の場合、0.15～0.30mg/kgをなるべく太い静脈を選んで、できるだけ緩徐に（1分間以上の時間をかけて）静注。必要に応じて初回量の半量ないし同量を追加
※他の適応では筋注もあり

特に注意すべき副作用
過鎮静（昏睡）、呼吸抑制（必要時に拮抗薬のフルマゼニル〈アネキセート®〉を静注できるように血管の確保と準備をしておく）

抗うつ薬

四環系

商品名と剤形	**テトラミド**®*11 （オルガノン） ●錠剤
一般名	ミアンセリン塩酸塩

CT7

用法・用量
- 1日30mgを初期用量とし、1日60mgまで増量し、分割投与（1日1回夕食後あるいは就寝前に投与可）

特に注意すべき副作用
悪性症候群、無顆粒球症

最高血中濃度到達時間（投与量）
約2.0時間（30mg）

半減期（投与量）
約18.3時間（30mg）

トリアゾロピリジン系

商品名と剤形	**レスリン**®*11 （オルガノン） ●錠剤
一般名	トラゾドン塩酸塩

XD1

用法・用量
- 1日75〜100mgを初期用量とし、1日200mgまで増量し、1〜数回に分割

特に注意すべき副作用
悪性症候群

最高血中濃度到達時間（投与量）
約3.0〜4.0時間（50、100mg）

半減期（投与量）
約6.0〜7.0時間（50、100mg）

不穏に対する向精神薬

その他

商品名と剤形	**アタラックス®-P 注射液** *12 （ファイザー） ●注射薬	
一般名	ヒドロキシジン塩酸塩	

用法・用量
- 1回25～50mg（筋注の場合は50～100mg）を4～6時間ごとに静注または点滴静注または筋注

重大な副作用
ショック、アナフィラキシー、QT延長、心室頻拍、肝機能障害、黄疸、注射部位の壊死、皮膚潰瘍、急性汎発性発疹性膿疱症

抗うつ薬

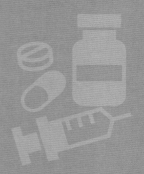

SSRI

商品名と剤形	**レクサプロ**® （持田）
	●錠剤
一般名	エスシタロプラムシュウ酸塩

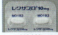
MO183

用法・用量
- 10mgを1日1回夕食後に経口投与
- ＊増量は1週間以上間隔をあけて、1日最高用量20mgを超えないこと

重大な副作用
痙攣、抗利尿ホルモン不適合分泌症候群、セロトニン症候群、QT延長、心室頻拍

最高血中濃度到達時間（投与量）
約4時間（10mg）

半減期（投与量）
約28時間（10mg）

商品名と剤形	**ジェイゾロフト**® （ヴィアトリス）
	●錠剤　●OD錠
一般名	セルトラリン塩酸塩

ジェイゾロフト25　ジェイゾロフトOD25

用法・用量
- 1日25mgを初期用量とし1日100mgまで漸増。1日1回経口投与。
- ＊1日100mgを超えないこと

重大な副作用
セロトニン症候群、悪性症候群、痙攣、昏睡、肝機能障害、抗利尿ホルモン不適合分泌症候群、中毒性表皮壊死融解症、皮膚粘膜眼症候群、アナフィラキシー、QT延長、心室頻拍、血小板減少

最高血中濃度到達時間（投与量）
約7時間（100mg）

半減期（投与量）
約24時間（100mg）

商品名と剤形	**パキシル** (GSK) ●錠剤（徐放）
一般名	パロキセチン塩酸塩水和物

GSK 12.5

用法・用量
- 1日1回夕食後、初期用量としてパロキセチン12.5mgを経口投与。1週間以上かけて1日用量として25mgに増量。1日50mgを超えない範囲で適宜増減。増量は1週間以上の間隔をあけて1日用量として12.5mgずつ

重大な副作用
セロトニン症候群、悪性症候群、痙攣、錯乱、幻覚、せん妄、中毒性表皮壊死融解症、皮膚粘膜眼症候群、多形紅斑、抗利尿ホルモン不適合分泌症候群、重篤な肝機能障害、横紋筋融解症、白血球減少、血小板減少、汎血球減少、無顆粒球症、アナフィラキシー

最高血中濃度到達時間（投与量）
約10時間（25mg、CR錠）

半減期（投与量）
約14時間（25mg、CR錠）

商品名と剤形	**デプロメール®** (Meiji Seika) ●錠剤
一般名	フルボキサミンマレイン酸塩

MS50

用法・用量
- 1日50mgを初期用量とし、1日150mgまで増量。1日2回に分割して経口投与

重大な副作用
痙攣、せん妄、錯乱、幻覚、妄想、意識障害、ショック、アナフィラキシー、セロトニン症候群、悪性症候群、白血球減少、血小板減少、肝機能障害、黄疸、抗利尿ホルモン不適合分泌症候群

最高血中濃度到達時間（投与量）
約5時間（50mg）

半減期（投与量）
約10時間（50mg）

抗うつ薬

SSRI

商品名と剤形	**ルボックス®** （アッヴィ）
	●錠剤
一般名	フルボキサミンマレイン酸塩

L50

用法・用量
● 1日50mgを初期用量とし、1日150mgまで増量。1日2回に分割して経口投与

重大な副作用
痙攣、せん妄、錯乱、幻覚、妄想、意識障害、ショック、アナフィラキシー、セロトニン症候群、悪性症候群、白血球減少、血小板減少、肝機能障害、黄疸、抗利尿ホルモン不適合分泌症候群

最高血中濃度到達時間（投与量）
約5時間（50mg）

半減期（投与量）
約10時間（50mg）

SNRI

商品名と剤形	**サインバルタ®** （リリー）
	●カプセル
一般名	デュロキセチン塩酸塩

031 20

用法・用量
● 1日1回朝食後40mg経口投与。1日20mgより開始し、1週間以上間隔をあけて1日用量20mgずつ増量
＊1日60mgまで増量可能

重大な副作用
セロトニン症候群、悪性症候群、抗利尿ホルモン不適合分泌症候群、痙攣、幻覚、肝機能障害、肝炎、黄疸、皮膚粘膜眼症候群、アナフィラキシー反応、高血圧クリーゼ、尿閉

最高血中濃度到達時間（投与量）
約7時間（40mg）

半減期（投与量）
約11時間（40mg）

商品名と剤形	**イフェクサー**® （ヴィアトリス）
	●カプセル（徐放）
一般名	ベンラファキシン塩酸塩

W37.5

用法・用量
- 1日37.5mgを初期用量とし1週後より1日75mgを1日1回経口投与
- ＊1日225mgを超えない範囲で増量。増量は1週間以上間隔をあけて1日用量75mgずつ

重大な副作用
セロトニン症候群、悪性症候群、抗利尿ホルモン不適合分泌症候群、QT延長、心室頻拍、心室細動、痙攣、アナフィラキシー、中毒性表皮壊死融解症、皮膚粘膜眼症候群、多形紅斑、横紋筋融解症、無顆粒球症、再生不良性貧血、汎血球減少症、好中球数減少、血小板数減少、間質性肺疾患、高血圧クリーゼ、尿閉

最高血中濃度到達時間（投与量）
約6時間（75mg/ベンラファキシン未変化体）

半減期（投与量）
約8時間（75mg/ベンラファキシン未変化体）

セロトニン再取り込み阻害・受容体調節薬

商品名と剤形	**トリンテリックス**® （武田薬品）
	●錠剤
一般名	ボルチオキセチン臭化水素酸塩

114

用法・用量
- 10mgを1日1回経口投与
- ＊増量は1週間以上の間隔をあけて、1日20mgを超えない範囲で

重大な副作用
セロトニン症候群、痙攣、抗利尿ホルモン不適合分泌症候群

最高血中濃度到達時間（投与量）
12時間（10mg）

半減期（投与量）
約68時間（10mg）

NaSSA

商品名と剤形 **リフレックス®** (Meiji Seika)
● 錠剤

一般名 ミルタザピン

MS M28

用法・用量
● 1日15mgを初期用量とし、15〜30mgを1日1回就寝前に経口投与
＊増量は1日45mgを超えない範囲。1週間以上の間隔をあけて1日用量15mgずつ

重大な副作用
セロトニン症候群、無顆粒球症、好中球減少症、痙攣、肝機能障害、黄疸、抗利尿ホルモン不適合分泌症候群、皮膚粘膜眼症候群、多形紅斑、QT延長、心室頻拍

最高血中濃度到達時間（投与量）
約1時間（15mg）
半減期（投与量）
約32時間（15mg）

三環系

商品名と剤形 **トリプタノール®** (日医工)
● 錠剤

一般名 アミトリプチリン塩酸塩

n542

用法・用量
● 1日35〜75mgを初期用量とし、1日150mgまで漸増し分割経口投与

重大な副作用
悪性症候群、セロトニン症候群、心筋梗塞、幻覚、せん妄、精神錯乱、痙攣、顔・舌部の浮腫、無顆粒球症、骨髄抑制、麻痺性イレウス、抗利尿ホルモン不適合分泌症候群

最高血中濃度到達時間（投与量）
4時間（100mg）

半減期
31±13時間（ノルトリプチリン）

商品名と剤形	**アモキサン**® （ファイザー）
	●カプセル　●細粒
一般名	アモキサピン

LL145

抗うつ薬

用法・用量
- 1日25〜75mgを1〜数回に分割経口投与
- ＊1日150mg、重篤な症状では1日300mgまで増量することもある

重大な副作用
悪性症候群、痙攣、精神錯乱、幻覚、せん妄、無顆粒球症、麻痺性イレウス、遅発性ジスキネジア、中毒性表皮壊死融解症、皮膚粘膜眼症候群、急性汎発性発疹性膿疱症、肝機能障害、黄疸

最高血中濃度到達時間（投与量）
1.5時間（50mg）

半減期（投与量）
8時間（50mg）

商品名と剤形	**トフラニール**® （アルフレッサ ファーマ）
	●錠剤
一般名	イミプラミン塩酸塩

NF333

用法・用量
- 10mg錠：1日30〜70mgを初期用量とし1日200mgまで漸増し、分割経口投与
- 25mg錠：1日25〜75mgを初期用量とし1日200mgまで漸増し、分割経口投与

重大な副作用
悪性症候群、セロトニン症候群、てんかん発作、無顆粒球症、麻痺性イレウス、間質性肺炎、好酸球性肺炎、心不全、QT延長、心室頻拍、抗利尿ホルモン不適合分泌症候群、肝機能障害、黄疸

最高血中濃度到達時間（投与量）
記載なし

NaSSA／三環系

半減期
9～20時間（未変化体）
13～61時間（代謝物）

商品名と剤形	**アナフラニール**®（アルフレッサ ファーマ）
	●錠剤
一般名	クロミプラミン塩酸塩

NF327

用法・用量
- 1日50～100mgを1～3回に分割経口投与
- ＊1日最高投与量225mg

重大な副作用
悪性症候群、セロトニン症候群、てんかん発作、横紋筋融解症、無顆粒球症、汎血球減少、麻痺性イレウス、間質性肺炎、好酸球性肺炎、抗利尿ホルモン不適合分泌症候群、QT延長、心室頻拍、心室細動、肝機能障害、黄疸

最高血中濃度到達時間（投与量）
5時間（125mg/日）
半減期（投与量）
約20時間（125mg/日）

四環系

商品名と剤形	**ルジオミール**®（サンファーマ）
	●錠剤
一般名	マプロチリン塩酸塩

SJ 203

用法・用量
- 1日30～75mgを2～3回に分割投与。あるいは上記用量を1日1回夕食後、あるいは就寝前に投与可

重大な副作用
悪性症候群、てんかん発作、横紋筋融解症、皮膚粘膜眼症候群、無顆粒球症、麻痺性イレウス、間質性肺炎、好酸球性肺炎、QT延長、心室頻拍、肝機能障害、黄疸

最高血中濃度到達時間（投与量）
約6〜12時間（25mg、75mg）

半減期（投与量）
約46時間（25mg）、約45時間（75mg）

非がん性の慢性疼痛に対するオピオイドの使用

がんに伴う痛みだけでなく、非がん性慢性疼痛においても医療用麻薬が使用される場合があります。ただし、日本で非がん性慢性疼痛に対して承認されている医療用麻薬はオキシコンチン®TR錠、デュロテープ®MTパッチ、ワンデュロ®パッチ、フェントス®テープの4製剤のみであり、後発品やレスキュー用製剤は承認されていません。

医療用麻薬を処方することができるのは、慢性疼痛の診断・治療に精通し、eラーニングを受講した医師のみです。非がん性慢性疼痛に対する医療用麻薬は、中〜長期にわたって使用されることが多いため、副作用の管理や乱用・誤用の防止が重要です。使用開始時に少量から始め、可能な限り最少量での処方が求められます。『非がん性慢性疼痛に対するオピオイド鎮痛薬処方ガイドライン 改訂第2版』（日本ペインクリニック学会）では、モルヒネ塩酸塩換算量60mg/日以下での治療を推奨し、90mg/日を超えないことが強く推奨されています。

看護師は、がん性疼痛の場合も慢性疼痛の場合も、患者が医療用麻薬を使用している際に、副作用や依存症のリスクに細心の注意を払いながら、日々の観察を行う必要があります。特に、眠気や便秘、呼吸抑制などの副作用が現れる可能性があるため、これらを早期に発見し、医師に報告することが求められます。慢性疼痛での使用の場合、特に、患者が麻薬を適切に使用しているかを確認し、乱用の疑いがあれば速やかに対応する必要があります。

（猪田宏美）

眠りが守る心と体
——せん妄リスクに立ち向かうケアの鍵

　患者の穏やかな睡眠をサポートすることが、せん妄対策において重要な役割を果たすことをご存じでしょうか。せん妄は、患者の回復過程や生活の質に大きな影響を与えるため、せん妄リスク因子を減らすことが看護ケアの重要な一環です。その中でも睡眠障害は、特に注目すべきポイントの一つです。

　最近、せん妄リスクのある患者の睡眠管理に使用されている薬剤としてトラゾドンが注目されています。抗うつ薬に分類されるトラゾドンは、抗うつ作用は穏やかですが、徐波睡眠（深い眠り）の時間を延長するという特性があります。この効果から、睡眠の質を改善する目的で広く使われるようになりました。さらに、半減期が短いことや抗コリン作用が微弱であることから、高齢者を含むせん妄リスクの高い患者にも安心して使用できる薬剤として評価されています。

　多くの医療機関では、トラゾドンをせん妄対策の一つとして導入し、患者の睡眠コントロールを実践しています。看護師として、患者の睡眠環境を整えるだけでなく、こうした薬物療法の適切な管理や観察を行うことで、せん妄の発症を予防する大きな力となります。

　「眠り」という小さなケアが、患者の心身の安定を守る大きな支えとなることを、ぜひ改めて意識してみてください。

（村川公央）

抗不安薬

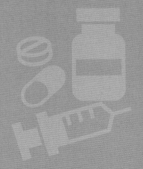

ベンゾジアゼピン系抗不安薬

超短時間作用型

商品名と剤形	**グランダキシン**（持田） ●錠剤
一般名	トフィソパム

MO110

用法・用量
- 1回50mgを1日3回

副作用
依存性、精神症状

最高血中濃度到達時間（投与量）
約1.0時間（150mg単回投与）

半減期（投与量）
約0.8時間（150mg単回投与）

抗不安作用
軽度

筋弛緩作用
なし

鎮静・催眠作用
なし

短時間作用型

商品名と剤形	**デパス®**（田辺三菱） ●錠剤 ●細粒
一般名	エチゾラム

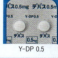

Y-DP 0.5

用法・用量
- 神経症、うつ病に対する不安
  - 1日3mgを3回に分割
- 心身症、頸椎症、腰痛症、筋収縮性頭痛に対する不安
  - 1日1.5mgを3回に分割
  ※いずれも高齢者は最大1日1.5mg

副作用
肝障害・黄疸、間質性肺炎、呼吸抑制、CO_2ナルコーシス、依存性、悪性症候群、横紋筋融解症

最高血中濃度到達時間（投与量）
約3.3時間（2mg）

半減期
約6時間

抗不安作用
強度

筋弛緩作用
あり

抗不安薬

商品名と剤形	**リーゼ**® （田辺三菱） ●錠剤　●顆粒
一般名	クロチアゼパム

Y-RZ10

用法・用量
● 1日15～30mgを3回に分割

副作用
肝障害・黄疸、依存性

最高血中濃度到達時間（投与量）
約0.8時間（5mg）

半減期（投与量）
約6.3時間（5mg）

抗不安作用
軽度

筋弛緩作用
わずかにあり

鎮静・催眠作用
あり

中間作用型

商品名と剤形	**コンスタン**® （武田テバ） ●錠剤
一般名	アルプラゾラム

147

ベンゾジアゼピン系抗不安薬　111

用法・用量
- 1日1.2mgを3回に分割（最大1日2.4mgとして3～4回に分割。高齢者は1回0.4mgを1日1～2回から開始し、最大1日1.2mg）

重大な副作用
肝障害・黄疸、呼吸抑制、アナフィラキシー、薬物依存、離脱症状、錯乱

最高血中濃度到達時間（投与量）
約2.1時間（0.4mg）

半減期（投与量）
約14.0時間（0.4mg）

抗不安作用
中等度

筋弛緩作用
あり

鎮静・催眠作用
強い

商品名と剤形	レキソタン® （サンド） ●錠剤 ●細粒
一般名	ブロマゼパム

CP 2

用法・用量
- 神経症・うつ病は1日6～15mgを1日2～3回に分割
- 心身症は1日3～6mgを1日2～3回に分割

副作用
依存性、精神症状

最高血中濃度到達時間（投与量）
約1.0時間（錠5mg）

半減期（投与量）
約20.0時間（錠6mg）

抗不安作用
強度

筋弛緩作用
強い

鎮静・催眠作用
強い

商品名と剤形	**ワイパックス®** （ファイザー）
	●錠剤
一般名	ロラゼパム

用法・用量
- 1日1〜3mgを1日2〜3回に分割

副作用
呼吸抑制、依存性、精神症状

最高血中濃度到達時間（投与量）
約2.0時間（1mg）

半減期（投与量）
約12.0時間（1mg）

抗不安作用
強度

筋弛緩作用
あり

鎮静・催眠作用
強い

抗不安薬

長時間作用型

商品名と剤形	**セパゾン®** （アルフレッサ ファーマ）
	●錠剤　●散
一般名	クロキサゾラム

用法・用量
- 1日3〜12mgを1日3回に分割

副作用
依存性、精神症状

抗不安作用
強度

筋弛緩作用
わずかにあり

鎮静・催眠作用
あり

ベンゾジアゼピン系抗不安薬

商品名と剤形	**セルシン**® （武田テバ） ●錠剤 ●散
一般名	ジアゼパム

用法・用量
- 成人：2〜5mgを1日2〜4回（外来患者は原則1日15mg以内）
- 小児：3歳以下は1〜5mg、4〜12歳は2〜10mgを1日1〜3回に分割
- 麻酔前投薬：1回5〜10mgを就寝前または手術前

重大な副作用
呼吸抑制、薬物依存、離脱症状、舌根沈下による上気道閉塞（注射薬）、循環性ショック（注射薬）

最高血中濃度到達時間（投与量）
約1.0時間（錠5mg）

半減期（投与量）
約57.1時間（錠5mg）

抗不安作用
中等度

筋弛緩作用
強い

鎮静・催眠作用
強い

商品名と剤形	**セレナール**® （アルフレッサ ファーマ） ●錠剤 ●散
一般名	オキサゾラム

NF107

用法・用量
- 1回10〜20mgを1日3回

副作用
依存性

最高血中濃度到達時間（投与量）
約8.2時間（20mg）

半減期（投与量）
約55.9時間（20mg）

抗不安作用
軽度

筋弛緩作用
わずかにあり

鎮静・催眠作用
わずかにあり

商品名と剤形	**ホリゾン**®　（丸石） ●錠剤　●散　●注射薬	MI510

一般名	ジアゼパム

用法・用量
- 錠剤・散：2〜5mgを1日2〜4回（外来患者は原則1日15mg以内）。3歳以下は1〜5mg、4〜12歳は2〜10mgを1日1〜3回に分割。麻酔前投薬には1回5〜10mgを就寝前または手術前
- 注射薬：初回2mL（10mg）をできるだけ緩徐に静注（なるべく太い静脈を選んで2分間以上の時間をかけて）または筋注。以後、必要に応じて3〜4時間ごとに注射

副作用
依存性、刺激興奮、錯乱、呼吸抑制

最高血中濃度到達時間（投与量）
約1.0時間（錠10mg）

半減期（投与量）
約68.8時間（5mg）

抗不安作用
中等度

筋弛緩作用
強い

鎮静・催眠作用
強い

商品名と剤形	**メイラックス**®　（Meiji Seika） ●錠剤　●細粒	MS M18

一般名	ロフラゼプ酸エチル

用法・用量
- 1日2mgを1〜2回に分割

副作用
呼吸抑制、依存性、精神症状

最高血中濃度到達時間（投与量）
約0.8時間（錠2mg）

ベンゾジアゼピン系抗不安薬　115

半減期(投与量)
約122.0時間(錠2mg)
抗不安作用
中等度
筋弛緩作用
あり
鎮静・催眠作用
強い

セロトニン5-HT$_{1A}$受容体作動薬

短時間作用型

商品名と剤形 セディール（住友ファーマ）
●錠剤

一般名 タンドスピロンクエン酸塩

DS047

用法・用量
● 1日30mgを3回に分割（最大1日60mg）

副作用
肝障害・黄疸、セロトニン症候群、悪性症候群

最高血中濃度到達時間(投与量)
約0.8〜1.4時間(20mg)
半減期(投与量)
約1.2〜1.4時間(20mg)
抗不安作用
中等度
筋弛緩作用
なし
鎮静・催眠作用
弱い

睡眠薬

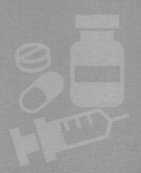

非ベンゾジアゼピン系睡眠薬

超短時間作用型

商品名と剤形	**アモバン**® (日医工) ●錠剤
一般名	ゾピクロン

RY

用法・用量
- 1回7.5～10mgを1日1回就寝前（1日10mgを超えない）

副作用
肝障害・黄疸、呼吸抑制、アナフィラキシー、依存性、意識障害、精神症状

最高血中濃度到達時間（投与量）
約0.8～1.2時間（7.5～10mg）

半減期
約4時間

筋弛緩作用
比較的弱い

商品名と剤形	**マイスリー**® (アステラス) ●錠剤
一般名	ゾルピデム酒石酸塩

f601

用法・用量
- 1回5～10mgを1日1回就寝直前（1日10mgを超えない。高齢者は1回5mgから開始）

副作用
肝障害・黄疸、呼吸抑制、依存性・離脱症状、意識障害、精神症状

最高血中濃度到達時間（投与量）
約0.7～0.9時間（2.5～10mg）

半減期
約2時間

筋弛緩作用
比較的弱い

商品名と剤形	**ルネスタ**® （エーザイ）
	●錠剤
一般名	エスゾピクロン

ルネスタ2

用法・用量
- 1回2mgを1日1回就寝前（高齢者は1回1mg。成人は最大1回3mg、高齢者は最大1回2mg）

副作用
肝障害・黄疸、呼吸抑制、ショック、アナフィラキシー、依存性・離脱症状、意識障害、精神症状

最高血中濃度到達時間（投与量）
約1.0時間（2mg）

半減期
約5〜6時間

筋弛緩作用
比較的弱い

ベンゾジアゼピン受容体作動薬

超短時間作用型

商品名と剤形	**ハルシオン**® （ファイザー）
	●錠剤
一般名	トリアゾラム

UPJOHN 17

用法・用量
- 1回0.25mgを1日1回就寝前（高度な不眠症には0.5mg、高齢者には1回0.125〜0.25mg）

副作用
肝障害・黄疸、肝炎、呼吸抑制、ショック、アナフィラキシー、依存性・離脱症状、意識障害、精神症状

最高血中濃度到達時間（投与量）
約1.2時間（0.5mg）

非ベンゾジアゼピン系睡眠薬／ベンゾジアゼピン受容体作動薬

半減期
約2〜4時間

筋弛緩作用
あり

短時間作用型

商品名と剤形	**エバミール®** (バイエル) ●錠剤
一般名	ロルメタゼパム

CF

用法・用量
- 1回1〜2mgを1日1回就寝前（高齢者は最大1回2mg）

重大な副作用
呼吸抑制、CO_2ナルコーシス、依存性、刺激興奮、錯乱、一過性前向性健忘症、もうろう状態

最高血中濃度到達時間（投与量）
約1.0〜2.0時間（1mg）

半減期
約10時間

筋弛緩作用
比較的弱い

商品名と剤形	**リスミー®** (共和) ●錠剤
一般名	リルマザホン塩酸塩水和物

リスミー 1/1

用法・用量
- 1回1〜2mgを1日1回就寝前（高齢者は最大1回2mg）

副作用
呼吸抑制、CO_2ナルコーシス、依存性、もうろう状態、眠気、ふらつき等

最高血中濃度到達時間（投与量）
約3.0時間（2mg）

半減期
約10時間

筋弛緩作用
比較的弱い

商品名と剤形	**レンドルミン®** (ベーリンガー) ●錠剤 ●OD錠
一般名	ブロチゾラム

13A　13C

用法・用量
- 1回0.25mgを1日1回就寝前

副作用
肝障害・黄疸、呼吸抑制、意識障害

最高血中濃度到達時間（投与量）
約1.0〜1.5時間（0.25mg）

半減期
約7時間

筋弛緩作用
あり

中間作用型

商品名と剤形	**サイレース®** (エーザイ) ●錠剤 ●注射薬
一般名	フルニトラゼパム

E201

用法・用量
- 錠剤：0.5〜2mgを1日1回就寝前（高齢者は最大1回1mg）
- 注射薬：2倍以上に希釈調製し、できるだけ緩徐に（フルニトラゼパムとして体重1kgあたり0.02〜0.03mgを1分以上かけて）静注

副作用
肝障害・黄疸、呼吸抑制、CO_2ナルコーシス、依存性、意識障害、精神症状、悪性症候群、横紋筋融解症

最高血中濃度到達時間（投与量）
約0.8時間（2mg）

半減期
約24時間

筋弛緩作用
あり

睡眠薬

ベンゾジアゼピン受容体作動薬

商品名と剤形	**ネルボン**® （アルフレッサ ファーマ） ●錠剤 ●散
一般名	ニトラゼパム

NF111

用法・用量
- 1回5〜10mgを1日1回就寝前

副作用
肝障害・黄疸、呼吸抑制、CO_2ナルコーシス、依存性、もうろう状態

最高血中濃度到達時間（投与量）
未変化体：約2.0時間（10mg）

半減期
約28時間

筋弛緩作用
あり

商品名と剤形	**ベンザリン**® （共和） ●錠剤 ●細粒
一般名	ニトラゼパム

KW BZL/5

用法・用量
- 1回5〜10mgを1日1回就寝前

副作用
肝障害・黄疸、呼吸抑制、CO_2ナルコーシス、依存性、もうろう状態

最高血中濃度到達時間（投与量）
約1.6時間（錠5mg）

半減期（投与量）
約27時間（錠5mg）

筋弛緩作用
あり

商品名と剤形	**ユーロジン**® （武田テバ） ●錠剤 ●散
一般名	エスタゾラム

141

用法・用量
- 1回1〜4mgを1日1回就寝前

副作用
呼吸抑制、CO$_2$ナルコーシス、依存性、意識障害、精神症状、無顆粒球症

最高血中濃度到達時間（投与量）
約5時間（4mg）

半減期
約24時間

筋弛緩作用
あり

長時間作用型

商品名と剤形	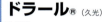
一般名	クアゼパム

SS520

●錠剤

ドラール®（久光）

用法・用量
- 1回20mgを1日1回就寝前（最大1日30mg）

重大な副作用
呼吸抑制、炭酸ガスナルコーシス、依存性、意識障害、精神症状（幻覚、妄想等）、協調異常、言語障害、勃起障害、一過性前向性健忘、もうろう状態、運動機能低下、振戦、刺激興奮、錯乱、思考異常、興奮、運動失調

最高血中濃度到達時間（投与量）
約3.4時間（15mg）

半減期（投与量）
約36.6時間（15mg）

筋弛緩作用
比較的弱い

ベンゾジアゼピン受容体作動薬

メラトニン受容体作動薬

商品名と剤形	**ロゼレム®** （武田薬品）●錠剤
一般名	ラメルテオン

用法・用量
- 1回8mgを1日1回就寝前

副作用
アナフィラキシー

最高血中濃度到達時間（投与量）
未変化体：約0.8時間（8mg）

半減期
約1時間

筋弛緩作用
なし

オレキシン受容体拮抗薬

商品名と剤形	**ベルソムラ®** （第一三共）●錠剤
一般名	スボレキサント

用法・用量
- 1回20mgを1日1回（高齢者は1回15mg）

最高血中濃度到達時間（投与量）
約1.5時間（40mg）

半減期
約10.0時間（40mg）

筋弛緩作用
なし

商品名と剤形	**デエビゴ®** (エーザイ) ●錠剤
一般名	レンボレキサント

LEM5

用法・用量
● 1回5mg 1日1回就寝前

副作用
傾眠、頭痛、倦怠感

最高血中濃度到達時間（投与量）
約1.3時間（2.5mg）

半減期
50.6時間（2.5mg）

筋弛緩作用
比較的弱い

メラトニン受容体作動薬／オレキシン受容体拮抗薬

不眠症治療のいま
——高齢者を中心とした課題と展望

不眠症は、実臨床において非常に多く訴えられる症状の一つです。日本では、5人に1人が不眠症を抱え、さらに20人に1人が睡眠薬を処方されているというデータがあります。この傾向は特に高齢者で顕著であり、睡眠薬や抗不安薬が複数処方されるケースも少なくありません。

高齢者の不眠症治療には、特有の課題があります。多剤併用や生理機能の低下がリスク要因となり、ふらつき、転倒、せん妄、認知機能の悪化といった副作用が懸念されています。こうした問題を背景に、医療現場では『高齢者の医薬品適正使用の指針』(厚生労働省)や『高齢者の安全な薬物療法ガイドライン2015』(日本老年医学会)をもとに治療方針の見直しが進められています。

ここで注目されているのが、ベンゾジアゼピン受容体作動薬(BZ薬)の使用に関する取り組みです。BZ薬は、かつて主流であったバルビツール酸系睡眠薬に比べ、安全性が高く、速やかに効果を発揮することから広く使用されてきました。しかし、高齢者における副作用のリスクや多剤併用の問題が浮き彫りになるにつれ、その適正使用が問われるようになっています。

最近では、BZ薬に代わる選択肢としてメラトニン受容体作動薬(ロゼレム®)やオレキシン受容体拮抗薬(ベルソムラ®、デエビゴ®)が注目を集めています。これらの薬剤は、高齢者にも比較的安全に使用できるとされ、実際に処方される機会が増えています。また、診療報酬の減算規定が導入されるなど、向精神薬の多剤併用や長期処方を抑制する動きも進んでいます。これらの取り組みは、BZ薬の使用を見直すとともに、不眠症治療全体の質の向上につながっています。

(村川公央)

血糖降下薬

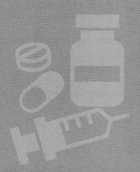

インスリン分泌促進薬

スルホニル尿素（SU）薬

商品名と剤形	**アマリール**® （サノフィ） ●錠剤

NM

一般名	グリメピリド

用法・用量
- 開始量は1日0.5〜1mgを1〜2回（朝または朝夕の食前または食後）に分割。維持量は1日1〜4mg（最大6mg）

主な副作用
低血糖（高齢者では特に遷延化に注意）

最高血中濃度到達時間（投与量）
約1.3時間（錠1mg）

半減期（投与量）
約1.5時間（錠1mg）

商品名と剤形	**グリミクロン**® （住友ファーマ） ●錠剤 ●HA錠

P211　P210

一般名	グリクラジド

用法・用量
- 開始量は1日40mgを1〜2回（朝または朝夕の食前または食後）に分割。維持量は1日40〜120mg（最大160mg）

主な副作用
低血糖（高齢者では特に遷延化に注意）、体重増加

最高血中濃度到達時間（投与量）
約4.0時間（40mg）

半減期（投与量）
約8.6時間（40mg）

速効型インスリン分泌促進薬（グリニド系）

商品名と剤形	**グルファスト**®（キッセイ） ●錠剤　●OD錠	 GF5　GFD5

一般名　ミチグリニドカルシウム水和物

用法・用量
- 1回10mgを1日3回毎食直前

主な副作用
低血糖（特に肝・腎障害患者）

最高血中濃度到達時間（投与量）
約0.2～0.3時間（5～20mg）

半減期（投与量）
約1.2時間（5～20mg）

インクレチン関連薬

GLP-1受容体作動薬

商品名と剤形	**オゼンピック**®（ノボ） ●注射薬（プレフィルド製剤）	

一般名　セマグルチド（遺伝子組換え）

用法・用量
- 週1回0.25mgから開始し、維持量は週1回0.5mgを皮下注（効果不十分な場合は週1回1.0mgに増量可）

主な副作用
低血糖、急性膵炎、胆嚢炎、胆管炎、胆汁うっ滞性黄疸

最高血中濃度到達時間（投与量）
約30時間（0.5mg）

半減期（投与量）
約145時間（0.5mg）

血糖降下薬

インスリン分泌促進薬／インクレチン関連薬

商品名と剤形	**トルリシティ®** (リリー)

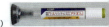

● 注射薬（プレフィルド製剤）

一般名	デュラグルチド（遺伝子組換え）

用法・用量
● 1回0.75mgを週に1回皮下注

主な副作用
便秘、悪心、下痢などの胃腸症状

重大な副作用
インスリン分泌促進薬およびインスリン製剤との併用時の低血糖、アナフィラキシー、血管浮腫（頻度不明）

最高血中濃度到達時間（投与量）
約50.3時間（0.75mg）

半減期（投与量）
約108.0時間（0.75mg）

商品名と剤形	**ビクトーザ®** (ノボ)

● 注射薬（プレフィルド製剤）

一般名	リラグルチド（遺伝子組換え）

用法・用量
● 1回0.9mgを1日1回朝または夕に皮下注。1日1回0.3mgから開始し、1週間以上の間隔で0.3mgずつ増量（最大1日1.8mg）

主な副作用
下痢、便秘、嘔気などの胃腸障害、急性膵炎、SU薬と併用時に低血糖、注射部位の硬結、掻痒感

最高血中濃度到達時間（投与量）
約7.5～11.0時間（2.5～15μg/kg）

半減期（投与量）
約10.0～11.0時間（2.5～15μg/kg）

商品名と剤形	**リベルサス®** (ノボ)

● 錠剤

3 novo

一般名	セマグルチド（遺伝子組換え）

用法・用量
- 1日1回3mgから開始し、維持量は1日1回7mg（効果不十分な場合は1日1回14mgに増量可）

主な副作用
低血糖、急性膵炎、胆嚢炎、胆管炎、胆汁うっ滞性黄疸

最高血中濃度到達時間（投与量）
約1.0時間（10mg）

DPP-4阻害薬

商品名と剤形	**エクア**® （ノバルティス） ●錠剤
一般名	ビルダグリプチン

NVR FB

用法・用量
- 1回50mgを1日2回朝、夕（1日1回朝も可）

主な副作用
便秘、空腹、無力症

重大な副作用
肝炎、肝機能障害、血管浮腫、低血糖症、横紋筋融解症、急性膵炎、腸閉塞、間質性肺炎、類天疱瘡

最高血中濃度到達時間（投与量）
約1.5時間（50mg）

半減期（投与量）
約1.8時間（50mg）

商品名と剤形	**グラクティブ**® （小野） ●錠剤
一般名	シタグリプチンリン酸塩水和物

ono663

用法・用量
- 1回50mgを1日1回（最大1日100mg）

重大な副作用
低血糖、肝機能障害、黄疸、急性膵炎、腸閉塞、アナフィラキシー反応、皮膚粘膜眼症候群、剥脱性皮膚炎、急性腎障害、間質性肺炎、横紋筋融解症、血小板減少、類天疱瘡

インクレチン関連薬

最高血中濃度到達時間（投与量）
約2.0～5.0時間（12.5～100mg）

半減期（投与量）
約9.6～12.3時間（12.5～100mg）

商品名と剤形	**ジャヌビア**® （MSD） ●錠剤
一般名	シタグリプチンリン酸塩水和物

MSD 112

用法・用量
● 1回50mgを1日1回（最大1日100mg）

重大な副作用
低血糖、肝機能障害、黄疸、急性膵炎、腸閉塞、アナフィラキシー反応、皮膚粘膜眼症候群、剥脱性皮膚炎、急性腎障害、間質性肺炎、横紋筋融解症、血小板減少、類天疱瘡

最高血中濃度到達時間（投与量）
約2.0～5.0時間（12.5～100mg）

半減期（投与量）
約9.6～12.3時間（12.5～100mg）

商品名と剤形	**テネリア**® （田辺三菱） ●錠剤　●OD錠
一般名	テネリグリプチン臭化水素酸塩水和物

テネリア20　テネリアOD20

用法・用量
● 1回20mgを1日1回（最大1日40mg）

主な副作用
低血糖（SU薬併用時）、腸閉塞、急性膵炎、肝障害

最高血中濃度到達時間（投与量）
約1.8時間（20mg）

半減期（投与量）
約24.2時間（20mg）

商品名と剤形	**トラゼンタ®** （ベーリンガー）
	●錠剤
一般名	リナグリプチン

用法・用量
- 1回5mgを1日1回

主な副作用
低血糖（SU薬併用時）、腸閉塞、急性膵炎、肝障害

最高血中濃度到達時間（投与量）
約6.0時間（5mg）

半減期（投与量）
約105.0時間（5mg）

商品名と剤形	**ネシーナ®** （帝人ファーマ）
	●錠剤
一般名	アログリプチン安息香酸塩

ネシーナ6.25

用法・用量
- 1回25mgを1日1回

主な副作用
低血糖（SU薬併用時）、腸閉塞、急性膵炎、肝障害

最高血中濃度到達時間（投与量）
約1.1時間（25mg）

半減期（投与量）
約17.1時間（25mg）

持続性GIP/GLP-1受容体作動薬

商品名と剤形	**マンジャロ®** （リリー）
	●注射薬（プレフィルド製剤）
一般名	チルゼパチド

用法・用量
- 週1回2.5mgから開始し、維持量は週1回5mgを皮下注（効果不十分な場合は4週間以上間隔で2.5mgずつ増量可、最大量は週1回15mg）

インクレチン関連薬

血糖降下薬

主な副作用
低血糖、急性膵炎、胆嚢炎、胆管炎、胆汁うっ滞性黄疸、アナフィラキシー、血管性浮腫

最高血中濃度到達時間（投与量）
約24.63時間（5mg）

半減期（投与量）
約146時間（5mg）

糖吸収・排泄調節薬

α-グルコシダーゼ阻害（α-GI）薬

商品名と剤形: **アカルボース**（日医工）
- 錠剤

一般名: アカルボース

t 602

用法・用量
- 1回100mgを1日3回毎食直前。1回50mgより投与を開始し、忍容性を確認したうえで100mgへ増量できる

主な副作用
低血糖、腸閉塞、肝機能障害、黄疸

商品名と剤形: **セイブル®**（三和）
- 錠剤　●OD錠

一般名: ミグリトール

Sc396

Sc50

用法・用量
- 1回50mgを1日3回毎食直前（最大1回75mg）

主な副作用
腹部膨満感、肝障害、放屁の増加、下痢、腸閉塞（開腹手術歴は特に注意）

最高血中濃度到達時間（投与量）
約1.8～2.6時間（25、50、100mg）

半減期（投与量）
約2.0〜2.2時間（25、50、100mg）
※吸収された薬物が薬効を発現するわけではない

商品名と剤形	**ベイスン**® （武田テバ） ●錠剤 ●OD錠
一般名	ボグリボース

351　341

用法・用量
- 1回0.2mgを1日3回毎食直前（最大1回0.3mg）

主な副作用
腹部膨満感、肝障害、放屁の増加、下痢、腸閉塞（高齢者や開腹手術歴は特に注意）

SGLT2阻害薬

商品名と剤形	**カナグル**® （田辺三菱） ●錠剤 ●OD錠
一般名	カナグリフロジン水和物

カナグル100　カナグルOD

用法・用量
- 1回100mgを1日1回朝食前または後

主な副作用
頻尿・多尿、脱水、尿路感染症・性器感染症（特に女性）、ケトアシドーシス、低血糖

最高血中濃度到達時間（投与量）
約1.0時間（100mg）

半減期（投与量）
約10.2時間（100mg）

商品名と剤形	**ジャディアンス**® （ベーリンガー） ●錠剤
一般名	エンパグリフロジン

S10

用法・用量
- 1回10mgを1日1回朝食前または後（最大1日25mg）

糖吸収・排泄調節薬

主な副作用
頻尿・多尿、脱水、尿路感染症・性器感染症（特に女性）、ケトアシドーシス

最高血中濃度到達時間（投与量）
約1.5時間（10mg）

半減期（投与量）
約9.9時間（10mg）

商品名と剤形	**スーグラ®** （アステラス） ●錠剤
一般名	イプラグリフロジン L-プロリン

スーグラ50

用法・用量
● 50mgを1日1回朝食前または後（最大1日100mg）

主な副作用
頻尿・多尿、脱水、尿路感染症・性器感染症（特に女性）、ケトアシドーシス

最高血中濃度到達時間（投与量）
約1.4時間（50mg〈2型糖尿病患者〉）

半減期（投与量）
約15.0時間（50mg〈2型糖尿病患者〉）

商品名と剤形	**デベルザ®** （興和） ●錠剤
一般名	トホグリフロジン水和物

kowa 122

用法・用量
● 1回20mgを1日1回朝食前または後

主な副作用
頻尿・多尿、脱水、尿路感染症・性器感染症（特に女性）、ケトアシドーシス

最高血中濃度到達時間（投与量）
約1.1時間（20mg）

半減期（投与量）
約5.4時間（20mg）

商品名と剤形	**フォシーガ**® （アストラゼネカ）
	●錠剤
一般名	ダパグリフロジンプロピレングリコール水和物

1427

用法・用量
- 5mgを1日1回（最大1日10mg）

主な副作用
頻尿・多尿、脱水、尿路感染症・性器感染症（特に女性）、ケトアシドーシス

最高血中濃度到達時間（投与量）
約1.0時間（2.5および10mg）

半減期（投与量）
約12.1時間（10mg）

商品名と剤形	**ルセフィ**® （大正）
	●錠剤　●ODフィルム
一般名	ルセオグリフロジン水和物

ルセフィ2.5

用法・用量
- 1回2.5mgを1日1回朝食前または後（最大1日5mg）

主な副作用
頻尿・多尿、脱水、尿路感染症・性器感染症（特に女性）

最高血中濃度到達時間（投与量）
約1.1時間（2.5mg）

半減期（投与量）
約11.2時間（2.5mg）

糖吸収・排泄調節薬

インスリン抵抗性改善薬

チアゾリジン薬

商品名と剤形	**アクトス**® （武田テバ）●錠剤　●OD錠
一般名	ピオグリタゾン塩酸塩

用法・用量
- 1日15〜30mgを1日1回朝食前または後（最大1日45mg）

主な副作用
心不全、浮腫（特に女性注意）、肝障害、体重増加、膀胱癌（海外報告）

最高血中濃度到達時間（投与量）
未変化体：約1.8時間（30mg）

半減期（投与量）
未変化体：約5.4時間（30mg）

ビグアナイド（BG）薬

商品名と剤形	**メトグルコ**® （住友ファーマ）●錠剤
一般名	メトホルミン塩酸塩

DS271

用法・用量
- 1日500mgより開始し、2〜3回に分割（食直前または後）
- 維持量は1日750〜1,500mg（最大1日2,250mg。10歳以上は最大1日2,000mg）

※他のメトホルミン製剤と異なり、高齢者、軽度腎障害、軽度〜中等度肝障害のある患者には慎重投与

主な副作用
胃腸障害、肝障害、乳酸アシドーシス

最高血中濃度到達時間（投与量）
約1.9時間（250mg）

半減期（投与量）
約2.9時間（250mg）

インスリン分泌促進＋インスリン抵抗性改善薬

ミトコンドリア機能改善薬

商品名と剤形	**ツイミーグ®** （住友ファーマ） ●錠剤
一般名	イメグリミン塩酸塩

ツイミーグ500

用法・用量
- 1回1,000mgを1日2回、朝夕

主な副作用
低血糖

最高血中濃度到達時間（投与量）
約2.5時間（1,000mg、単回）

半減期（投与量）
約12.0時間（1,000mg、単回）

その他

配合薬

商品名と剤形	**イニシンク®** （帝人ファーマ） ●錠剤（配合錠）
一般名	アログリプチン安息香酸塩・メトホルミン塩酸塩

317

用法・用量
- 1回1錠を食前または食後

主な副作用
各一般名の薬剤を参照

最高血中濃度到達時間（投与量）
アログリプチン：約3.0時間（25mg）、メトホルミン：約2.5時間（500mg）

半減期（投与量）
アログリプチン：約18.5時間（25mg）、メトホルミン：約4.6時間（500mg）

商品名と剤形	**エクメット**® （ノバルティス）
	●配合錠LD　●配合錠HD
一般名	ビルダグリプチン・メトホルミン塩酸塩

NVR CCC　NVR LLO

用法・用量
- 1回1錠を1日2回朝、夕

主な副作用
各一般名の薬剤を参照

最高血中濃度到達時間（投与量）
約2.5時間（両成分とも）

半減期（投与量）
ビルダグリプチン：約1.8時間（50mg）、メトホルミン：約3.6時間（500mg）

商品名と剤形	**カナリア**® （田辺三菱、第一三共）
	●錠剤（配合錠）
一般名	テネリグリプチン臭化水素酸塩水和物・カナグリフロジン水和物

カナリア

用法・用量
- 1日1回1錠を朝食前または後

主な副作用
各一般名の薬剤を参照

最高血中濃度到達時間（投与量）
テネリグリプチン：約1時間（1錠）、カナグリフロジン：約1.75時間（1錠）

半減期（投与量）
テネリグリプチン：約21.5時間（1錠）、カナグリフロジン：約13.42時間（1錠）

商品名と剤形	**グルベス**® （キッセイ）
	●錠剤（配合錠、配合OD錠）
一般名	ミチグリニドカルシウム水和物・ボグリボース

MV　GBOD

用法・用量
- 1回1錠を1日3回毎食直前

主な副作用
各一般名の薬剤を参照

最高血中濃度到達時間（投与量）
ミチグリニドカルシウム水和物：約0.3時間（5mg）

半減期（投与量）
ミチグリニドカルシウム水和物：約1.4時間（5mg）

商品名と剤形	**スージャヌ**® (MSD) ●錠剤（配合錠）
一般名	シタグリプチンリン酸塩水和物・イプラグリフロジン L-プロリン

スージャヌ

血糖降下薬

用法・用量
● 1日1回1錠を朝食前または後

主な副作用
各一般名の薬剤を参照

最高血中濃度到達時間（投与量）
シタグリプチン：約2時間（1錠）
イプラグリフロジン1.75時間（1錠）

半減期（投与量）
シタグリプチン：約9.97時間（1錠）
イプラグリフロジン12.8時間（1錠）

商品名と剤形	**トラディアンス**® （ベーリンガー） ●配合錠AP　●配合錠BP
一般名	エンパグリフロジン・リナグリプチン

10/5　25/5

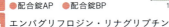

用法・用量
● 1日1回1錠を朝食前または後

主な副作用
各一般名の薬剤を参照

最高血中濃度到達時間（投与量）
エンパグリフロジン：約1.50時間（1錠）、リナグリプチン：約2.02時間（1錠）

半減期（投与量）
エンパグリフロジン：約10.1時間（1錠）、リナグリプチン：約54.4時間（1錠）

その他　141

冷所保存が必要な医薬品の管理方法

　医薬品の保存条件には、室温保存の他に冷所保存や-20℃以下での保存等の条件が設定されています。では、室温や冷所とは具体的には何度で保存すればよいでしょうか。日本薬局方では、室温は「1〜30℃」と規定されています。また、冷所は、「別に規定するもののほか、1〜15℃」とされており、医薬品においては、2〜8℃での保存とされている場合が多くあります。医薬品の中には、未開封時と開封後で保存条件が異なるものもあります。インスリンのキット製剤では、未開封時には2〜8℃で保存が必要ですが、使用のたびに冷蔵庫から出し入れすることによって注入器の内部に結露が起こり、故障の原因になる恐れがあるため、使用開始後は冷蔵庫に保存せず、30℃以下の室温で高温や直射日光を避けての保存が推奨されています。

　では、なぜ保存条件について規定されているのでしょうか。医薬品の保存条件はさまざまな試験が行われ、その結果をもとに決められています。特に、冷所保存とされている医薬品については、有効成分の安定性の問題や雑菌やカビの繁殖防止等、医薬品の効果や有害事象に直結する要因が理由の場合が多いため、保存条件を順守する必要があります。もし冷所保存の薬剤を1日室温で保管してしまった等、定められた保存方法と異なる管理を行った場合には、薬剤師に確認するようにしてください。

（槇田崇志）

インスリン製剤
（自己注射＋静脈注射）

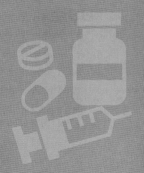

超速効型

| 商品名と剤形 | **アピドラ®** (サノフィ)
● プレフィルド製剤(ソロスター®)
● カートリッジ製剤
● バイアル製剤 |

| 一般名 | インスリン グルリジン(遺伝子組換え) |

用法・用量
- 1回2～20単位を毎食直前に皮下注
- 中間型または持効型溶解インスリン製剤の投与量を含めた維持量は1日4～100単位

副作用
ショック、アナフィラキシー、低血糖、糖尿病網膜症の顕在化または増悪、注射部位の発赤・腫脹・掻痒感・リポジストロフィー(皮下脂肪萎縮・肥厚)

作用発現時間
15分未満

最大作用時間／作用持続時間
1～3時間／約5時間

| 商品名と剤形 | **インスリン アスパルトBS注** (サノフィ)
● プレフィルド製剤(ソロスター®)
● カートリッジ製剤
● バイアル製剤 |

| 一般名 | インスリン アスパルト(遺伝子組換え) |

用法・用量
- 1回2～20単位を毎食直前に皮下注
- 持続型インスリン製剤の投与量を含めた維持量は1日4～100単位

副作用
低血糖、アナフィラキシーショック

作用発現時間
10〜20分

最大作用時間／作用持続時間
1〜3時間／4〜5時間

商品名と剤形	**インスリン リスプロ BS注**（サノフィ） ● プレフィルド製剤（ソロスター®) ● カートリッジ製剤 ● バイアル製剤
一般名	インスリン リスプロ（遺伝子組換え）

用法・用量
- 1回2〜20単位を毎食直前に皮下注
- 持続型インスリン製剤の投与量を含めた維持量は1日4〜100単位

副作用
低血糖、アナフィラキシーショック、血管神経性浮腫

作用発現時間
15分未満

最大作用時間／作用持続時間
1〜3時間／約5時間

商品名と剤形	**ノボラピッド®**（ノボ） ● プレフィルド製剤（フレックスタッチ®、フレックスペン®) ● カートリッジ製剤（ペンフィル®) ● バイアル製剤
一般名	インスリン アスパルト（遺伝子組換え）

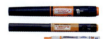

インスリン製剤（自己注射＋静脈注射）

超速効型

用法・用量
- 1回2〜20単位を毎食直前に皮下注または静注または持続静注または筋注
- 持続型インスリン製剤の投与量を含めた維持量は1日4〜100単位

副作用
浮腫、ショック、アナフィラキシー、低血糖、糖尿病網膜症の顕在化または増悪、注射部位の発赤・腫脹・掻痒感・リポジストロフィー（皮下脂肪萎縮・肥厚）

作用発現時間
10〜20分

最大作用時間／作用持続時間
1〜3時間／3〜5時間

ヒューマログ® (リリー)

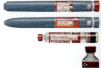

商品名と剤形	●プレフィルド製剤（ミリオペン®、ミリオペンHD） ●カートリッジ製剤 ●バイアル製剤
一般名	インスリン リスプロ（遺伝子組換え）

用法・用量
- 1回2〜20単位を毎食直前に皮下注
- 持続型インスリン製剤の投与量を含めた維持量は1日4〜100単位

副作用
浮腫、ショック、アナフィラキシー、低血糖、糖尿病網膜症の顕在化または増悪、注射部位の発赤・腫脹・掻痒感・リポジストロフィー（皮下脂肪萎縮・肥厚）

作用発現時間
15分未満

最大作用時間／作用持続時間
1〜3時間／約5時間

フィアスプ® （ノボ）

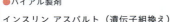

商品名と剤形	●プレフィルド製剤（フレックスタッチ®） ●カートリッジ製剤（ペンフィル®） ●バイアル製剤
一般名	インスリン アスパルト（遺伝子組換え）

用法・用量
- 初期は1回2～20単位を毎食開始時に皮下注
- 持続型インスリン製剤の投与量を含めた維持量は1日4～100単位

副作用
低血糖、アナフィラキシーショック

作用発現時間
5～15分

最大作用時間／作用持続時間
1～3時間／3～5時間

ルムジェブ® （リリー）

商品名と剤形	●プレフィルド製剤（ミリオペン®、ミリオペン®HD） ●カートリッジ製剤 ●バイアル製剤
一般名	インスリン リスプロ（遺伝子組換え）

用法・用量
- 1回2～20単位を毎食開始時に皮下注
- 持続型インスリン製剤の投与量を含めた維持量は1日4～100単位

副作用
低血糖、アナフィラキシーショック、血管神経性浮腫

作用発現時間
9分未満

最大作用時間／作用持続時間
1～3時間／約4時間

インスリン製剤（自己注射＋静脈注射）

超速効型　147

速効型

商品名と剤形	**ノボリン®R**（ノボ）

- プレフィルド製剤（フレックスペン®）
- バイアル製剤

一般名	インスリン ヒト（遺伝子組換え）

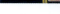
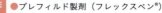

用法・用量
- プレフィルド製剤：1回2～20単位を毎食前に皮下注
- バイアル製剤：1回4～20単位を毎食前に皮下注。糖尿病昏睡には必要に応じ、皮下注、筋注、静注、持続静注
- 持続型インスリン製剤の投与量を含めた維持量は1日4～100単位

副作用
浮腫、ショック、アナフィラキシー、低血糖、糖尿病網膜症の顕在化または増悪、注射部位の発赤・腫脹・掻痒感・リポジストロフィー（皮下脂肪萎縮・肥厚）

作用発現時間
約0.5時間

最大作用時間／作用持続時間
1～3時間／約8時間

商品名と剤形	**ヒューマリン®R**（リリー）

- プレフィルド製剤（ミリオペン®）
- カートリッジ製剤
- バイアル製剤

一般名	インスリン ヒト（遺伝子組換え）

用法・用量
- プレフィルド製剤・カートリッジ製剤：1回2〜20単位を毎食前に皮下注
- バイアル製剤：1回4〜20単位を毎食前に皮下注。糖尿病昏睡には必要に応じ、皮下注、筋注、静注、持続静注
- 持続型インスリン製剤の投与量を含めた維持量は1日4〜100単位

副作用
浮腫、ショック、アナフィラキシー、低血糖、糖尿病網膜症の顕在化または増悪、注射部位の発赤・腫脹・掻痒感・リポジストロフィー（皮下脂肪萎縮・肥厚）

作用発現時間
0.5〜1時間

最大作用時間／作用持続時間
1〜3時間／5〜7時間

インスリン製剤（自己注射＋静脈注射）

中間型

商品名と剤形	**ノボリン®N** （ノボ）
	●プレフィルド製剤（フレックスペン®）
一般名	ヒトイソフェンインスリン

用法・用量
- 1回4〜20単位を朝食前30分以内に皮下注
- 維持量は1日4〜80単位

副作用
浮腫、ショック、アナフィラキシー、低血糖、糖尿病網膜症の顕在化または増悪、注射部位の発赤・腫脹・掻痒感・リポジストロフィー（皮下脂肪萎縮・肥厚）

作用発現時間
約1.5時間

最大作用時間／作用持続時間
4〜12時間／約24時間

速効型／中間型

ヒューマリン®N (リリー)

商品名と剤形
- プレフィルド製剤（ミリオペン®）
- カートリッジ製剤
- バイアル製剤

一般名 ヒトイソフェンインスリン

用法・用量
- 1回4～20単位を朝食前30分以内に皮下注
- 維持量は1日4～80単位

副作用
浮腫、ショック、アナフィラキシー、低血糖、糖尿病網膜症の顕在化または増悪、注射部位の発赤・腫脹・掻痒感・リポジストロフィー（皮下脂肪萎縮・肥厚）

作用発現時間
1～3時間

最大作用時間／作用持続時間
8～10時間／18～24時間

混合型

ノボラピッド® 30ミックス (ノボ)

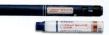

商品名と剤形
- プレフィルド製剤（フレックスペン®）
- カートリッジ製剤（ペンフィル®）

一般名 二相性プロタミン結晶性インスリン アスパルト（遺伝子組換え）

用法・用量
- 1回4～20単位を1日2回、朝食直前と夕食直前（1日1回投与のときは朝食直前）に皮下注
- 維持量は1日4～80単位

副作用
浮腫、ショック、アナフィラキシー、低血糖、糖尿病網膜症の顕在化または増悪、注射部位の発赤・腫脹・掻痒感・リポジストロフィー（皮下脂肪萎縮・肥厚）

作用発現時間
10〜20分

最大作用時間／作用持続時間
1〜4時間／約24時間

商品名と剤形	ノボラピッド®50ミックス（ノボ） 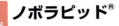
	●プレフィルド製剤（フレックスペン®）
一般名	二相性プロタミン結晶性インスリン アスパルト（遺伝子組換え）

用法・用量
- 1回4〜20単位を1日2回、朝食直前と夕食直前（1日1回投与のときは朝食直前）に皮下注
- 維持量は1日4〜80単位

副作用
浮腫、ショック、アナフィラキシー、低血糖、糖尿病網膜症の顕在化または増悪、注射部位の発赤・腫脹・掻痒感・リポジストロフィー（皮下脂肪萎縮・肥厚）

作用発現時間
10〜20分

最大作用時間／作用持続時間
1〜4時間／約24時間

商品名と剤形	ノボリン®30R（ノボ）
	●プレフィルド製剤（フレックスペン®）
一般名	ヒト二相性イソフェンインスリン

インスリン製剤（自己注射＋静脈注射）

中間型／混合型

用法・用量
- 1回4〜20単位を1日2回、朝食前と夕食前30分以内（1日1回投与の場合は朝食前）に皮下注
- 維持量は1日4〜80単位

副作用
浮腫、ショック、アナフィラキシー、低血糖、糖尿病網膜症の顕在化または増悪、注射部位の発赤・腫脹・掻痒感・リポジストロフィー（皮下脂肪萎縮・肥厚）

作用発現時間
約0.5時間

最大作用時間／作用持続時間
2〜8時間／約24時間

ヒューマリン®3/7
（リリー）

商品名と剤形
- プレフィルド製剤（ミリオペン®）
- カートリッジ製剤
- バイアル製剤

一般名
ヒト二相性イソフェンインスリン

用法・用量
- 1回4〜20単位を1日2回、朝食前と夕食前30分以内（1日1回投与の場合は朝食前）に皮下注
- 維持量は1日4〜80単位

副作用
浮腫、ショック、アナフィラキシー、低血糖、糖尿病網膜症の顕在化または増悪、注射部位の発赤・腫脹・掻痒感・リポジストロフィー（皮下脂肪萎縮・肥厚）

作用発現時間
0.5〜1時間

最大作用時間／作用持続時間
2〜12時間／18〜24時間

| 商品名と剤形 | **ヒューマログ® ミックス25** (リリー) ●プレフィルド製剤（ミリオペン®）●カートリッジ製剤 |

| 一般名 | インスリン リスプロ（遺伝子組換え） |

用法・用量
- 1回4〜20単位を1日2回、朝食直前と夕食直前（1日1回投与のときは朝食直前）に皮下注
- 維持量は1日4〜80単位

副作用
浮腫、ショック、アナフィラキシー、低血糖、糖尿病網膜症の顕在化または増悪、注射部位の発赤・腫脹・掻痒感・リポジストロフィー（皮下脂肪萎縮・肥厚）

作用発現時間
15分未満

最大作用時間／作用持続時間
1〜6時間／18〜24時間

インスリン製剤（自己注射＋静脈注射）

| 商品名と剤形 | **ヒューマログ® ミックス50** (リリー) ●プレフィルド製剤（ミリオペン®）●カートリッジ製剤 |

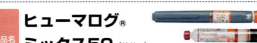

| 一般名 | インスリン リスプロ（遺伝子組換え） |

用法・用量
- 1回4〜20単位を1日2回、朝食直前と夕食直前（1日1回投与のときは朝食直前）に皮下注
- 維持量は1日4〜80単位

副作用
浮腫、ショック、アナフィラキシー、低血糖、糖尿病網膜症の顕在化または増悪、注射部位の発赤・腫脹・掻痒感・リポジストロフィー（皮下脂肪萎縮・肥厚）

混合型

作用発現時間
15分未満
最大作用時間／作用持続時間
1〜4時間／18〜24時間

持効型

商品名と剤形	**インスリン グラルギン BS注「リリー」**(リリー) 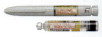 ●プレフィルド製剤（ミリオペン®） ●カートリッジ製剤
一般名	インスリン グラルギン（遺伝子組換え）

用法・用量
● 1日1回4〜20単位を朝食前または就寝前の一定時刻に皮下注
● 維持量は1日4〜80単位

副作用
浮腫、ショック、アナフィラキシー、低血糖、糖尿病網膜症の顕在化または増悪、注射部位の発赤・腫脹・掻痒感・リポジストロフィー（皮下脂肪萎縮・肥厚）

作用発現時間
1〜2時間
最大作用時間／作用持続時間
明らかなピークなし／約24時間

商品名と剤形	**トレシーバ®**(ノボ) 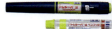 ●プレフィルド製剤（フレックスタッチ®） ●カートリッジ製剤（ペンフィル®）
一般名	インスリン デグルデク（遺伝子組換え）

用法・用量
- 1日1回4～20単位を毎日一定時刻に皮下注
- 維持量は1日4～80単位

副作用
浮腫、ショック、アナフィラキシー、低血糖、糖尿病網膜症の顕在化または増悪、注射部位の発赤・腫脹・掻痒感・リポジストロフィー（皮下脂肪萎縮・肥厚）

作用発現時間
該当なし（定常状態）

最大作用時間／作用持続時間
明らかなピークなし／42時間超

インスリン製剤（自己注射＋静脈注射）

商品名と剤形	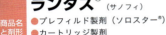（サノフィ） ● プレフィルド製剤（ソロスター®） ● カートリッジ製剤 ● バイアル製剤
一般名	インスリン グラルギン（遺伝子組換え）

用法・用量
- 1日1回4～20単位を朝食前または就寝前の一定時刻に皮下注
- 維持量は1日4～80単位

副作用
ショック、アナフィラキシー、低血糖、糖尿病網膜症の顕在化または増悪、注射部位の発赤・腫脹・掻痒感・リポジストロフィー（皮下脂肪萎縮・肥厚）

作用発現時間
1～2時間

最大作用時間／作用持続時間
明らかなピークなし／約24時間

商品名と剤形	XR（サノフィ） ● プレフィルド製剤（ソロスター®）
一般名	インスリン グラルギン（遺伝子組換え）

持効型

用法・用量
- 1日1回4〜20単位を毎日一定時刻に皮下注
- 維持量は1日4〜80単位

※インスリン濃度300単位/mL（他の製剤は100単位/mL）

副作用
低血糖、ショック、アナフィラキシー

作用発現時間
1〜2時間

最大作用時間／作用持続時間
明らかなピークなし／24時間超

商品名と剤形	レベミル® （ノボ） 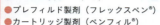 ● プレフィルド製剤（フレックスペン®） ● カートリッジ製剤（ペンフィル®）
一般名	インスリン デテミル（遺伝子組換え）

用法・用量
- 1日1回4〜20単位を夕食前または就寝前の一定時刻に皮下注
- 維持量は1日4〜80単位

副作用
浮腫、ショック、アナフィラキシー、低血糖、糖尿病網膜症の顕在化または増悪、注射部位の発赤・腫脹・掻痒感・リポジストロフィー（皮下脂肪萎縮・肥厚）

作用発現時間
約1時間

最大作用時間／作用持続時間
3〜14時間／約24時間

超速効型＋持効型インスリン

商品名と剤形	**ライゾデグ®** （ノボ）

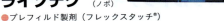

- プレフィルド製剤（フレックスタッチ®）

一般名	インスリン デグルデク（遺伝子組換え）・インスリン アスパルト（遺伝子組換え）

用法・用量
- 1回4〜20単位を1日1〜2回皮下注（1日1回投与のときは主たる食事の直前〈一定〉。1日2回投与のときは、朝夕食直前）
- 維持量は1日4〜80単位

副作用
浮腫、ショック、アナフィラキシー、低血糖、糖尿病網膜症の顕在化または増悪、注射部位の発赤・腫脹・掻痒感・リポジストロフィー（皮下脂肪萎縮・肥厚）

作用発現時間
10〜20分

最大作用時間／作用持続時間
1〜3時間／42時間超

インスリン製剤（自己注射＋静脈注射）

持効型インスリン＋GLP-1受容体作動薬

商品名と剤形	**ソリクア®** （サノフィ）

- プレフィルド製剤（ソロスター®）

一般名	インスリン グラルギン（遺伝子組換え）・リキシセナチド

用法・用量
- 5〜20ドーズ（インスリン グラルギン/リキシセナチドとして5〜20単位/5〜20μg）を1日1回朝食前に皮下注
- 開始量は1日1回5〜10ドーズ（最大1日20ドーズ）

持効型／超速効型＋持効型インスリン／持効型インスリン＋GLP-1受容体作動薬

副作用

低血糖、急性膵炎、ショック、アナフィラキシー、胆嚢炎、胆管炎、胆汁うっ滞性黄疸

商品名と剤形	**ゾルトファイ®**（ノボ）
	●プレフィルド製剤（フレックスタッチ®）
一般名	インスリン デグルデク（遺伝子組換え）・リラグルチド（遺伝子組換え）

用法・用量

●1日1回10ドーズ（インスリン デグルデク/リラグルチドとして10単位/0.36mg）を皮下注［最大50ドーズ（インスリン デグルデク/リラグルチドとして50単位/1.8mg）

副作用

低血糖、アナフィラキシーショック、膵炎、腸閉塞、胆嚢炎、胆管炎、胆汁うっ滞性黄疸

ステロイド薬
（全身投与）

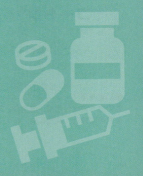

短時間作用型

商品名と剤形	**コートリル®** （ファイザー）
	●錠剤
一般名	ヒドロコルチゾン

用法・用量
● 10～120mgを1～4回に分割

重い副作用
感染症、消化性潰瘍、糖尿病、精神変調、うつ状態、ミオパチー、無菌性骨頭壊死、骨粗鬆症、緑内障、白内障、続発性副腎機能不全など

軽い副作用
脂質代謝異常、電解質異常、満月様顔貌（ムーンフェイス）、多毛・脱毛、皮膚線条、ざ瘡、月経異常、発汗異常、体重増加、浮腫、頭痛、食欲亢進・食欲不振、高血圧、高脂血症、低K血症

最高血中濃度到達時間（投与量）
約1.0～1.7時間（錠10～50mg）

半減期（投与量）
約1.5時間（錠10～50mg）

生物活性半減期
8～12時間

力価比
抗炎症作用：1、電解質作用：1

商品名と剤形	**コートン®** （日医工）
	●錠剤
一般名	コルチゾン酢酸エステル

用法・用量
● 1日12.5～150mgを1～4回に分割

重い副作用
感染症、消化性潰瘍、糖尿病、精神変調、うつ状態、ミオパチー、無菌性骨頭壊死、骨粗鬆症、緑内障、白内障、続発性副腎機能不全など

軽い副作用
脂質代謝異常、電解質異常、満月様顔貌（ムーンフェイス）、多毛・脱毛、皮膚線条、ざ瘡、月経異常、発汗異常、体重増加、浮腫、頭痛、食欲亢進・食欲不振、高血圧、高脂血症、低K血症

最高血中濃度到達時間（投与量）
約1.8時間（50mg）

生物活性半減期
3〜12時間

力価比
抗炎症作用：0.8、電解質作用：0.8

ソル・コーテフ® (ファイザー)
● 注射薬

一般名 ヒドロコルチゾンコハク酸エステル

用法・用量
● 1回50〜100mgを1日1〜4回静注（その他、点滴静注、筋肉・関節腔内注射等もあり）

重い副作用
感染症、消化性潰瘍、糖尿病、精神変調、うつ状態、ミオパチー、無菌性骨頭壊死、骨粗鬆症、緑内障、白内障、続発性副腎機能不全など

軽い副作用
脂質代謝異常、電解質異常、満月様顔貌（ムーンフェイス）、多毛・脱毛、皮膚線条、ざ瘡、月経異常、発汗異常、体重増加、浮腫、頭痛、食欲亢進・食欲不振、高血圧、高脂血症、低K血症

最高血中濃度到達時間（投与量）
約1.0〜1.7時間（錠10〜50mg）

半減期（投与量）
約1.5時間（錠10〜50mg）

生物活性半減期
8〜12時間

力価比
抗炎症作用：1、電解質作用：1

ステロイド薬（全身投与）

短時間作用型

中間作用型

商品名と剤形	**ソル・メドロール®** （ファイザー） ●注射薬

一般名	メチルプレドニゾロンコハク酸エステル

用法・用量

- 出血性ショック：1回125〜2,000mgを緩徐に静注または点滴静注
- 感染性ショック：1回1,000mgを緩徐に静注または点滴静注。症状が改善しない場合は1,000mgを追加投与可

※その他、腎臓移植に伴う免疫反応の抑制、ネフローゼ症候群、多発性硬化症の急性増悪等への投与もあり

重い副作用

感染症、消化性潰瘍、糖尿病、精神変調、うつ状態、ミオパチー、無菌性骨頭壊死、骨粗鬆症、緑内障、白内障、続発性副腎機能不全など

軽い副作用

脂質代謝異常、電解質異常、満月様顔貌（ムーンフェイス）、多毛・脱毛、皮膚線条、ざ瘡、月経異常、発汗異常、体重増加、浮腫、頭痛、食欲亢進・食欲不振、高血圧、高脂血症、低K血症

最高血中濃度到達時間
約2.0時間

生物活性半減期
12〜36時間

力価比
抗炎症作用：5、電解質作用：0.5

商品名と剤形	**プレドニゾロン** (武田テバ)
	●錠剤　●散
一般名	プレドニゾロン

243

用法・用量
● 1日5〜60mgを1〜4回に分割

重い副作用
感染症、消化性潰瘍、糖尿病、精神変調、うつ状態、ミオパチー、無菌性骨頭壊死、骨粗鬆症、緑内障、白内障、続発性副腎機能不全など

軽い副作用
脂質代謝異常、電解質異常、満月様顔貌（ムーンフェイス）、多毛・脱毛、皮膚線条、ざ瘡、月経異常、発汗異常、体重増加、浮腫、頭痛、食欲亢進・食欲不振、高血圧、高脂血症、低K血症

最高血中濃度到達時間（投与量）
約1.6時間（錠60mg）

半減期（投与量）
約2.3時間（錠60mg）

生物活性半減期
12〜36時間

力価比
抗炎症作用：4、電解質作用：0.8

ステロイド薬（全身投与）

商品名と剤形	**プレドニン®** (塩野義)
	●錠剤
	●注射薬
一般名	プレドニゾロン（注射薬はプレドニゾロンコハク酸エステル）

341：5

用法・用量
● 錠剤：1日5〜60mgを1〜4回に分割
・悪性リンパ腫：抗悪性腫瘍薬との併用において1日量として100mg/m²まで
・川崎病の急性期：2mg/kg（最大60mg）を3回に分割
● 注射薬：1回10〜50mgを3〜6時間ごとに静注（その他、点滴静注、筋肉・関節腔内注射等もあり）
・川崎病の急性期：2mg/kg（最大60mg）を3回に分割

中間作用型　163

重い副作用
感染症、消化性潰瘍、糖尿病、精神変調、うつ状態、ミオパチー、無菌性骨頭壊死、骨粗鬆症、緑内障、白内障、続発性副腎機能不全など

軽い副作用
脂質代謝異常、電解質異常、満月様顔貌（ムーンフェイス）、多毛・脱毛、皮膚線条、ざ瘡、月経異常、発汗異常、体重増加、浮腫、頭痛、食欲亢進・食欲不振、高血圧、高脂血症、低K血症

最高血中濃度到達時間（投与量）
約1.6時間（錠60mg）

半減期（投与量）
約2.3時間（錠60mg）

生物活性半減期
12～36時間

力価比
抗炎症作用：4、電解質作用：0.8

商品名と剤形 **メドロール®**（ファイザー）
●錠剤

一般名 メチルプレドニゾロン

UPJOHN 49

用法・用量
● 1日4～48mgを1～4回に分割

重い副作用
感染症、消化性潰瘍、糖尿病、精神変調、うつ状態、ミオパチー、無菌性骨頭壊死、骨粗鬆症、緑内障、白内障、続発性副腎機能不全など

軽い副作用
脂質代謝異常、電解質異常、満月様顔貌（ムーンフェイス）、多毛・脱毛、皮膚線条、ざ瘡、月経異常、発汗異常、体重増加、浮腫、頭痛、食欲亢進・食欲不振、高血圧、高脂血症、低K血症

最高血中濃度到達時間
約2.0時間

生物活性半減期
12～36時間

力価比
抗炎症作用：5、電解質作用：0.5

商品名と剤形	レダコート® （アルフレッサ ファーマ）
	●錠剤　NF137
一般名	トリアムシノロン

用法・用量
- 1日4〜48mgを1〜4回に分割

重い副作用
感染症、消化性潰瘍、糖尿病、精神変調、うつ状態、ミオパチー、無菌性骨頭壊死、骨粗鬆症、緑内障、白内障、続発性副腎機能不全など

軽い副作用
脂質代謝異常、電解質異常、満月様顔貌（ムーンフェイス）、多毛・脱毛、皮膚線条、ざ瘡、月経異常、発汗異常、体重増加、浮腫、頭痛、食欲亢進・食欲不振、高血圧、高脂血症、低K血症

半減期（投与量）
約5.0時間（錠4mg）

生物活性半減期
24〜38時間

力価比
抗炎症作用：5、電解質作用：0

ステロイド薬（全身投与）

中間作用型　165

長時間作用型

商品名と剤形	デカドロン® （日医工〈錠剤〉） （サンドファーマ〈注射薬〉） ●錠剤　●注射薬
一般名	デキサメタゾン （注射薬はデキサメタゾンリン酸エステル）

n535

用法・用量
- 錠剤：1日0.5～8mgを1～4回に分割（抗悪性腫瘍薬投与に伴う消化器症状では1日4～20mgを1～2回に分割）
- 注射薬：1回1.65～6.6mgを3～6時間ごと静注（その他、点滴静注、筋肉・関節腔内注射等もあり）

重い副作用
感染症、消化性潰瘍、糖尿病、精神変調、うつ状態、ミオパチー、無菌性骨頭壊死、骨粗鬆症、緑内障、白内障、続発性副腎機能不全など

軽い副作用
脂質代謝異常、電解質異常、満月様顔貌（ムーンフェイス）、多毛・脱毛、皮膚線条、ざ瘡、月経異常、発汗異常、体重増加、浮腫、頭痛、食欲亢進・食欲不振、高血圧、高脂血症、低K血症

最高血中濃度到達時間（投与量）
約1.1～1.2時間（錠0.5～4mg）

半減期（投与量）
約4.1～4.3時間（錠0.5～4mg）

生物活性半減期
34～54時間

力価比
抗炎症作用：25、電解質作用：0

リンデロン® (塩野義)

商品名と剤形
- 錠剤 ● 注射薬
- 散 ● シロップ剤

347：0.5

一般名
ベタメタゾン
（注射薬はベタメタゾンリン酸エステル）

用法・用量
- 錠剤・散・シロップ剤：1日0.5〜8mgを1〜4回に分割
- 注射薬：1回2〜8mgを3〜6時間ごとに静注（その他、点滴静注、筋注・関節腔内注射等もあり）

重い副作用
感染症、消化性潰瘍、糖尿病、精神変調、うつ状態、ミオパチー、無菌性骨頭壊死、骨粗鬆症、緑内障、白内障、続発性副腎機能不全など

軽い副作用
脂質代謝異常、電解質異常、満月様顔貌（ムーンフェイス）、多毛・脱毛、皮膚線条、ざ瘡、月経異常、発汗異常、体重増加、浮腫、頭痛、食欲亢進・食欲不振、高血圧、高脂血症、低K血症

最高血中濃度到達時間（投与量）
約2時間（錠1.0〜1.5mg）

半減期（投与量）
約3.0〜3.7時間（錠1.0〜1.5mg）

生物活性半減期
34〜56時間

力価比
抗炎症作用：25、電解質作用：0

ステロイド薬（全身投与）

長時間作用型

懸濁剤

商品名と剤形	**デポ・メドロール®**（ファイザー）

●懸濁注射薬（筋注用、皮内用）

一般名	メチルプレドニゾロン酢酸エステル

用法・用量
- 筋肉内注射：40～120mgを1～2週間隔1回
- 関節腔内注射：4～40mgを間隔2週以上1回
- 軟組織内注射：4～40mgを間隔2週以上1回
- 腱鞘内注射：4～40mgを間隔2週以上1回
- 滑液嚢内注入：4～40mgを間隔2週以上1回
- 局所皮内注射：2～8mgから40mgまでを週1回
- 注腸：40～120mg
- ネブライザー：2～10mgを1日1～3回
- 鼻腔内注入：2～10mgを1日1～3回
- 副鼻腔内注入：2～10mgを1日1～3回
- 鼻甲介内注射：4～40mg/回
- 鼻茸内注射：4～40mg/回
- 喉頭・気管注入：2～10mgを1日1～3回
- 中耳腔内注入：2～10mgを1日1～3回

重い副作用
感染症、消化性潰瘍、糖尿病、精神変調、うつ状態、ミオパチー、無菌性骨頭壊死、骨粗鬆症、緑内障、白内障、続発性副腎機能不全など

軽い副作用
脂質代謝異常、電解質異常、満月様顔貌（ムーンフェイス）、多毛・脱毛、皮膚線条、ざ瘡、月経異常、発汗異常、体重増加、浮腫、頭痛、食欲亢進・食欲不振、高血圧、高脂血症、低K血症

最高血中濃度到達時間（投与量）
6時間（40mgを筋注）

商品名と剤形	**ケナコルト-A®**（ブリストル）

●懸濁注射薬

一般名	トリアムシノロンアセトニド

用法・用量
- 筋注：1回20〜80mgを1〜2週おき
- 関節腔内・軟組織内・腱鞘内注射、滑液嚢内注入：1回2〜40mgを注射または注入
- ネブライザー：1回2〜10mgを1日1〜3回
- 鼻腔内・副鼻腔内・喉頭・気管・中耳腔内・耳管内注入：1回2〜10mgを1日1〜3回
- 鼻甲介内・鼻茸内注射：1回2〜40mg
- 食道注入：1回2mg
- 局所皮内注射（皮内用）：1回0.2〜1mgから10mgまでを週1回

重い副作用
感染症、消化性潰瘍、糖尿病、精神変調、うつ状態、ミオパチー、無菌性骨頭壊死、骨粗鬆症、緑内障、白内障、続発性副腎機能不全など

軽い副作用
脂質代謝異常、電解質異常、満月様顔貌（ムーンフェイス）、多毛・脱毛、皮膚線条、ざ瘡、月経異常、発汗異常、体重増加、浮腫、頭痛、食欲亢進・食欲不振、高血圧、高脂血症、低K血症

最高血中濃度到達時間（投与量）
3時間（トリアムシノロンアセトニド40mg筋注）

ステロイド薬（全身投与）

商品名と剤形 **リメタゾン®** （田辺三菱）
- 注射薬

一般名 デキサメタゾンパルミチン酸エステル

用法・用量
- 1回1管（デキサメタゾンとして2.5mg）を2週に1回静注

重い副作用
感染症、消化性潰瘍、糖尿病、精神変調、うつ状態、ミオパチー、無菌性骨頭壊死、骨粗鬆症、緑内障、白内障、続発性副腎機能不全など

軽い副作用
脂質代謝異常、電解質異常、満月様顔貌（ムーンフェイス）、多毛・脱毛、皮膚線条、ざ瘡、月経異常、発汗異常、体重増加、浮腫、頭痛、食欲亢進・食欲不振、高血圧、高脂血症、低K血症

最高血中濃度到達時間（投与量）
約1.68時間（デキサメタゾンパルミチン酸エステル8mg）

半減期（投与量）
約5.2時間（デキサメタゾンパルミチン酸エステル8mg）

懸濁剤

アスピリン喘息における喘息発作時のステロイド使用の注意点

喘息発作の治療において、一般的には短時間作用型 β_2 刺激薬の吸入が第一選択になります。発作の強度に応じて酸素吸入や全身性ステロイドの投与が行われます。急性発作の治療には、通常、コハク酸エステル結合型ステロイド(メチルプレドニゾロンなど)が使用されますが、アスピリン喘息(NSAIDs過敏喘息)の患者には注意が必要です。

アスピリン喘息の患者では、NSAIDsが喘息症状を引き起こす可能性があります。特に、コハク酸エステル結合型ステロイド(メチルプレドニゾロンなど)は急速静注すると喘息症状が増悪することがあるため、リン酸エステル型ステロイド(デカドロン®、リンデロン®など)を選択することが推奨されます。これらは60分以上かけて点滴投与することで、喘息症状の増悪を避けることができます。

(猪田宏美)

表 アスピリン喘息に対する静注用ステロイド製剤の例

	コハク酸エステル結合型ステロイド(禁忌)	リン酸エステル型ステロイド(添加物に注意*)
ヒドロコルチゾン	ヒドロコルチゾンコハク酸エステルNa注ソル・コーテフ®	水溶性ハイドロコートン®
プレドニゾロン	水溶性プレドニン®	—
メチルプレドニゾロン	ソル・メドロール®	—
デキサメタゾン	—	デカドロン®
ベタメタゾン	—	リンデロン®

* 急速静注を避け1〜2時間かけて投与する

ステロイド薬
（外用剤）

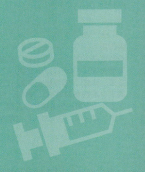

I 群 (strongest)

商品名と剤形	**ダイアコート**® (帝國)
	●軟膏 ●クリーム
一般名	ジフロラゾン酢酸エステル

用法・用量
●1日1～数回塗布

副作用
真菌性感染症（カンジダ症、白癬等）、細菌感染症（伝染性膿痂疹、毛嚢炎等）、ステロイドざ瘡、ステロイド皮膚（皮膚萎縮、毛細血管拡張、紫斑）、酒さ様皮膚炎、口囲皮膚炎（頬、口囲等に潮紅、丘疹、膿疱、毛細血管拡張）、多毛、色素脱失等、皮膚の刺激感、発疹等、下垂体・副腎皮質系機能の抑制、眼瞼皮膚への使用に際しては、眼圧亢進、緑内障、白内障への注意が必要

ステロイドの成分濃度
0.05％

商品名と剤形	**デルモベート**® (GSK)
	●軟膏 ●クリーム ●スカルプローション
一般名	クロベタゾールプロピオン酸エステル

用法・用量
●1日1～数回塗布

副作用
真菌性感染症（カンジダ症、白癬等）、細菌性感染症（伝染性膿痂疹、毛嚢炎等）、ステロイドざ瘡、ステロイド皮膚（皮膚萎縮、毛細血管拡張、紫斑）、酒さ様皮膚炎、口囲皮膚炎（頬、口囲等に潮紅、丘疹、膿疱、毛細血管拡張）、多毛、色素脱失等、皮膚の刺激感、発疹等、下垂体・副腎皮質系機能の抑制、眼瞼皮膚への使用に際しては、眼圧亢進、緑内障、白内障への注意が必要

最高血中濃度到達時間（投与量）
3.0時間（軟膏25g）

ステロイドの成分濃度
0.05%

Ⅱ群（very strong）

商品名と剤形	**アンテベート**® （鳥居） ●軟膏 ●クリーム ●ローション
一般名	ベタメタゾン酪酸エステルプロピオン酸エステル

ステロイド薬（外用剤）

用法・用量
● 1日1～数回塗布

副作用
皮膚の真菌症（カンジダ症、白癬等）、細菌感染症（伝染性膿痂疹、毛嚢炎等）、ステロイドざ瘡、ステロイド皮膚（皮膚萎縮、毛細血管拡張、紫斑）、ステロイド酒さ・口囲皮膚炎（口囲、顔面全体に紅斑、丘疹、膿皮、毛細血管拡張）、多毛、色素脱失等、皮膚の刺激感、発疹等、下垂体・副腎皮質系機能の抑制、眼瞼皮膚への使用に際しては、眼圧亢進、緑内障、白内障への注意が必要

ステロイドの成分濃度
0.05%

商品名と剤形	**テクスメテン**® （佐藤） ●軟膏 ●ユニバーサルクリーム
一般名	ジフルコルトロン吉草酸エステル

用法・用量
● 1日1～3回塗布

Ⅰ群（strongest）／Ⅱ群（very strong） 173

副用用

真菌性感染症（カンジダ症、白癬等）、細菌性感染症（伝染性膿痂疹、毛嚢炎等）、ステロイドざ瘡、ステロイド皮膚（皮膚萎縮、毛細血管拡張、紫斑）、酒さ様皮膚炎、口囲皮膚炎（頬、口囲等に潮紅、丘疹、毛細血管拡張）、多毛、色素脱失等、皮膚の刺激感、発疹等、下垂体・副腎皮質系機能の抑制、眼瞼皮膚への使用に際しては、眼圧亢進、緑内障、白内障への注意が必要

ステロイドの成分濃度
0.1％

商品名と剤形	**トプシム**® （田辺三菱） ●軟膏　●クリーム　●ローション
一般名	フルオシノニド

用法・用量
● 1日1〜3回塗布

副作用

真菌性感染症（カンジダ症、白癬等）、細菌性感染症（伝染性膿痂疹、毛嚢炎等）、ステロイドざ瘡、ステロイド皮膚（皮膚萎縮、毛細血管拡張、紫斑）、酒さ様皮膚炎、口囲皮膚炎（頬、口囲等に潮紅、丘疹、膿疱、毛細血管拡張）、多毛、色素脱失等、皮膚の刺激感、発疹等、下垂体・副腎皮質系機能の抑制、眼瞼皮膚への使用に際しては、眼圧亢進、緑内障、白内障への注意が必要

ステロイドの成分濃度
0.05％

商品名と剤形	**パンデル**® （大正） ●軟膏　●クリーム　●ローション
一般名	酪酸プロピオン酸ヒドロコルチゾン

用法・用量
● 1日1〜数回塗布

副作用
真菌性感染症（カンジダ症、白癬等）、細菌性感染症（伝染性膿痂疹、毛嚢炎等）、ステロイドざ瘡、ステロイド皮膚（皮膚萎縮、毛細血管拡張、紫斑）、酒さ様皮膚炎、口囲皮膚炎（頰、口囲等に潮紅、丘疹、膿疱、毛細血管拡張）、多毛、色素脱失等、皮膚の刺激感、発疹等、下垂体・副腎皮質系機能の抑制、眼瞼皮膚への使用に際しては、眼圧亢進、緑内障、白内障への注意が必要

ステロイドの成分濃度
0.1％

ステロイド薬（外用剤）

商品名と剤形	ビスダーム（帝國） ●軟膏 ●クリーム	
一般名	アムシノニド	

用法・用量
● 1日1〜数回塗布

副作用
真菌性感染症（カンジダ症、白癬等）、細菌性感染症（伝染性膿痂疹、毛嚢炎等）、ステロイドざ瘡、ステロイド皮膚（皮膚萎縮、毛細血管拡張、紫斑）、酒さ様皮膚炎、口囲皮膚炎（頰、口囲等に潮紅、丘疹、膿疱、毛細血管拡張）、多毛、色素脱失等、皮膚の刺激感、発疹等、下垂体・副腎皮質系機能の抑制、眼瞼皮膚への使用に際しては、眼圧亢進、緑内障、白内障への注意が必要

ステロイドの成分濃度
0.1％

商品名と剤形	フルメタ（塩野義） ●軟膏　●クリーム ●ローション	
一般名	モメタゾンフランカルボン酸エステル	

用法・用量
● 1日1〜数回塗布

Ⅱ群（very strong）

副作用
真菌性感染症（カンジダ症、白癬等）、細菌性感染症（伝染性膿痂疹、毛嚢炎等）、ステロイドざ瘡、ステロイド皮膚（皮膚萎縮、毛細血管拡張、紫斑）、酒さ様皮膚炎、口囲皮膚炎（頬、口囲等に潮紅、丘疹、膿疱、毛細血管拡張）、多毛、色素脱失等、皮膚の刺激感、発疹等、下垂体・副腎皮質系機能の抑制、眼瞼皮膚への使用に際しては、眼圧亢進、緑内障、白内障への注意が必要

最高血中濃度到達時間（投与量）
12.0時間（軟膏10g）

ステロイドの成分濃度
0.1％

商品名と剤形	**マイザー®** （田辺三菱） ●軟膏 ●クリーム
一般名	ジフルプレドナート

用法・用量
● 1日1～数回塗布

副作用
真菌性感染症（カンジダ症、白癬等）、細菌性感染症（伝染性膿痂疹、毛嚢炎等）、ステロイドざ瘡、ステロイド皮膚（皮膚萎縮、毛細血管拡張、紫斑）、酒さ様皮膚炎、口囲皮膚炎（頬、口囲等に潮紅、丘疹、膿疱、毛細血管拡張）、多毛、色素脱失等、皮膚の刺激感、発疹等、下垂体・副腎皮質系機能の抑制、眼瞼皮膚への使用に際しては、眼圧亢進、緑内障、白内障への注意が必要

ステロイドの成分濃度
0.05％

商品名と剤形	**リンデロン®-DP** （塩野義） ●軟膏 ●クリーム ●ゾル
一般名	ベタメタゾンジプロピオン酸エステル

用法・用量
● 1日1～数回塗布

副作用
真菌性感染症（カンジダ症、白癬等）、細菌性感染症（伝染性膿痂疹、毛嚢炎等）、ステロイドざ瘡、ステロイド皮膚（皮膚萎縮、毛細血管拡張、紫斑）、酒さ様皮膚炎、口囲皮膚炎（頬、口囲等に潮紅、丘疹、膿疱、毛細血管拡張）、多毛、色素脱失等、皮膚の刺激感、発疹等、下垂体・副腎皮質系機能の抑制、眼瞼皮膚への使用に際しては、眼圧亢進、緑内障、白内障への注意が必要

ステロイドの成分濃度
0.064％

Ⅲ群（strong）

ステロイド薬（外用剤）

商品名と剤形	**エクラー®** （久光） ● 軟膏　● クリーム ● ローション
一般名	デプロドンプロピオン酸エステル

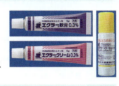

用法・用量
● 1日1〜数回塗布

副作用
真菌性感染症（カンジダ症、白癬等）、細菌性感染症（伝染性膿痂疹、毛嚢炎等）、ステロイドざ瘡、ステロイド皮膚（皮膚萎縮、毛細血管拡張、紫斑）、酒さ様皮膚炎、口囲皮膚炎（頬、口囲等に潮紅、丘疹、膿疱、毛細血管拡張）、多毛、色素脱失等、皮膚の刺激感、発疹等、下垂体・副腎皮質系機能の抑制、眼圧亢進、緑内障・後嚢白内障（眼瞼皮膚への使用に際しては注意が必要）

最高血中濃度到達時間（投与量）
12.0時間（軟膏2g）

ステロイドの成分濃度
0.3％

商品名と剤形	**フルコート**® （田辺三菱）

- ●軟膏
- ●クリーム

一般名	フルオシノロンアセトニド

用法・用量
- ●1日1～数回塗布

副作用
真菌性感染症（カンジダ症、白癬等）、細菌性感染症（伝染性膿痂疹、毛嚢炎等）、ステロイドざ瘡、ステロイド皮膚（皮膚萎縮、毛細血管拡張、紫斑）、酒さ様皮膚炎、口囲皮膚炎（頬、口囲等に潮紅、丘疹、膿疱、毛細血管拡張）、多毛、色素脱失等、皮膚の刺激感、発疹等、下垂体・副腎皮質系機能の抑制、眼圧亢進、緑内障・後嚢白内障（眼瞼皮膚への使用に際しては注意が必要）

ステロイドの成分濃度
0.025％

商品名と剤形	**ベトネベート**® （GSK）

- ●軟膏　●クリーム

一般名	ベタメタゾン吉草酸エステル

用法・用量
- ●1日1～数回塗布

副作用
真菌性感染症（カンジダ症、白癬等）、細菌性感染症（伝染性膿痂疹、毛嚢炎等）、ステロイドざ瘡、ステロイド皮膚（皮膚萎縮、毛細血管拡張、紫斑）、酒さ様皮膚炎、口囲皮膚炎（頬、口囲等に潮紅、丘疹、膿疱、毛細血管拡張）、多毛、色素脱失等、皮膚の刺激感、発疹等、下垂体・副腎皮質系機能の抑制、眼圧亢進、緑内障・後嚢白内障（眼瞼皮膚への使用に際しては注意が必要）

ステロイドの成分濃度
0.12％

商品名と剤形	**ボアラ**® （マルホ） ●軟膏 ●クリーム
一般名	デキサメタゾン吉草酸エステル

用法・用量
● 1日1〜数回塗布

副作用
細菌性感染症（伝染性膿痂疹、毛嚢炎等）、ステロイドざ瘡、皮膚の刺激感、掻痒感、発赤、真菌性感染症（カンジダ症、白癬等）、酒さ様皮膚炎・口囲皮膚炎（頬、口囲等に潮紅、丘疹、膿疱、毛細血管拡張を生じる）、ステロイド皮膚（皮膚萎縮、毛細血管拡張、紫斑）、魚鱗癬様皮膚変化、多毛、色素脱失、下垂体・副腎皮質系機能の抑制

ステロイド薬（外用剤）

ステロイドの成分濃度
0.12％

商品名と剤形	**メサデルム**® （大鵬） ●軟膏　●クリーム ●ローション
一般名	デキサメタゾンプロピオン酸エステル

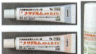

用法・用量
● 1日1〜数回塗布

副作用
真菌性感染症（カンジダ症、白癬等）、細菌性感染症（伝染性膿痂疹、毛嚢炎等）、ステロイドざ瘡、ステロイド皮膚（皮膚萎縮、毛細血管拡張、紫斑）、酒さ様皮膚炎、口囲皮膚炎（頬、口囲等に潮紅、丘疹、膿疱、毛細血管拡張）、多毛、色素脱失等、皮膚の刺激感、発赤等、下垂体・副腎皮質系機能の抑制、眼圧亢進、緑内障・後嚢白内障（眼瞼皮膚への使用に際しては注意が必要）

最高血中濃度到達時間（投与量）
活性代謝物：32.0時間（5g）

ステロイドの成分濃度
0.1％

Ⅲ群（strong）

リンデロン®-V (塩野義)

商品名と剤形	●軟膏 ●クリーム ●ローション
一般名	ベタメタゾン吉草酸エステル

用法・用量
● 1日1～数回塗布

副作用
真菌性感染症（カンジダ症、白癬等）、細菌性感染症（伝染性膿痂疹、毛嚢炎等）、ステロイドざ瘡、ステロイド皮膚（皮膚萎縮、毛細血管拡張、紫斑）、酒さ様皮膚炎、口囲皮膚炎（頬、口囲等に潮紅、丘疹、膿疱、毛細血管拡張）、多毛、色素脱失等、皮膚の刺激感、発疹等、下垂体・副腎皮質系機能の抑制、眼圧亢進、緑内障・後嚢白内障（眼瞼皮膚への使用に際しては注意が必要）

ステロイドの成分濃度
0.12％

リンデロン®-VG (塩野義)

商品名と剤形	●軟膏 ●クリーム ●ローション
一般名	ベタメタゾン吉草酸エステル・ゲンタマイシン硫酸塩

用法・用量
● 1日1～数回塗布

副作用
真菌性感染症（カンジダ症、白癬等）、細菌性感染症（伝染性膿痂疹、毛嚢炎等）、ステロイドざ瘡、ステロイド皮膚（皮膚萎縮、毛細血管拡張、紫斑）、酒さ様皮膚炎、口囲皮膚炎（頬、口囲等に潮紅、丘疹、膿疱、毛細血管拡張）、多毛、色素脱失等、皮膚の刺激感、発疹等、下垂体・副腎皮質系機能の抑制、眼圧亢進、緑内障・後嚢白内障（眼瞼皮膚への使用に際しては注意が必要）

ステロイドの成分濃度
0.12％

IV群 (medium/mild)

商品名と剤形	**アルメタ®** (塩野義) ● 軟膏
一般名	アルクロメタゾンプロピオン酸エステル

用法・用量
● 1日1〜数回塗布

副作用
真菌性感染症（カンジダ症、白癬等）、細菌性感染症（伝染性膿痂疹、毛嚢炎等）、ステロイドざ瘡、ステロイド皮膚（皮膚萎縮、毛細血管拡張、紫斑）、酒さ様皮膚炎、口囲皮膚炎（頬、口囲等に潮紅、丘疹、膿疱、毛細血管拡張）、多毛、色素脱失等、皮膚の刺激感、発疹等、下垂体・副腎皮質系機能の抑制、眼圧亢進、緑内障・後嚢白内障（眼瞼皮膚への使用に際しては注意が必要）

最高血中濃度到達時間（投与量）
活性代謝物：8.0時間（30g）

ステロイドの成分濃度
0.1％

商品名と剤形	**オイラゾン** (日新製薬) ● クリーム
一般名	デキサメタゾン

用法・用量
● 1日2〜3回塗布

副作用
真菌性感染症（カンジダ症、白癬等）、細菌性感染症（伝染性膿痂疹、毛嚢炎等）、ステロイドざ瘡、ステロイド皮膚（皮膚萎縮、毛細血管拡張、紫斑）、酒さ様皮膚炎、口囲皮膚炎（頬、口囲等に潮紅、丘疹、膿疱、毛細血管拡張）、多毛、色素脱失等、皮膚の刺激感、発疹等、下垂体・副腎皮質系機能の抑制、眼圧亢進、緑内障・後嚢白内障（眼瞼皮膚への使用に際しては注意が必要）

ステロイド薬（外用剤）

Ⅲ群（strong）／Ⅳ群（medium/mild）

ステロイドの成分濃度
0.1％、0.05％

商品名と剤形	**キンダベート**® (GSK)
	●軟膏
一般名	クロベタゾン酪酸エステル

用法・用量
●1日1～数回塗布

副作用
真菌性感染症（カンジダ症、白癬等）、細菌性感染症（伝染性膿痂疹、毛嚢炎等）、ステロイドざ瘡、ステロイド皮膚（皮膚萎縮、毛細血管拡張、紫斑）、酒さ様皮膚炎、口囲皮膚炎（頬、口囲等に潮紅、丘疹、膿疱、毛細血管拡張）、多毛、色素脱失等、皮膚の刺激感、発疹等、下垂体・副腎皮質系機能の抑制、眼圧亢進、緑内障・後嚢白内障（眼瞼皮膚への使用に際しては注意が必要）

ステロイドの成分濃度
0.05％

商品名と剤形	**デキサメタゾン** (岩城)
	●軟膏 ●クリーム
一般名	デキサメタゾン

用法・用量
●1日2～3回塗布

副作用
真菌性感染症（カンジダ症、白癬等）、細菌性感染症（伝染性膿痂疹、毛嚢炎等）、ステロイドざ瘡、ステロイド皮膚（皮膚萎縮、毛細血管拡張、紫斑）、酒さ様皮膚炎、口囲皮膚炎（頬、口囲等に潮紅、丘疹、膿疱、毛細血管拡張）、多毛、色素脱失等、皮膚の刺激感、発疹等、下垂体・副腎皮質系機能の抑制、眼圧亢進、緑内障・後嚢白内障（眼瞼皮膚への使用に際しては注意が必要）

ステロイドの成分濃度
0.1％

商品名と剤形	**リドメックス** (興和)
	●軟膏 ●クリーム ●ローション
一般名	プレドニゾロン吉草酸エステル酢酸エステル

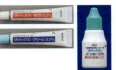

用法・用量
● 1日1～数回塗布

副作用
真菌性感染症（カンジダ症、白癬等）、細菌性感染症（伝染性膿痂疹、毛嚢炎等）、ステロイドざ瘡、ステロイド皮膚（皮膚萎縮、毛細血管拡張、紫斑）、酒さ様皮膚炎、口囲皮膚炎（頬、口囲等に潮紅、丘疹、膿疱、毛細血管拡張）、多毛、色素脱失等、皮膚の刺激感、発疹等、下垂体・副腎皮質系機能の抑制、眼圧亢進、緑内障・後嚢白内障（眼瞼皮膚への使用に際しては注意が必要）

ステロイドの成分濃度
0.3%

商品名と剤形	**レダコート®** (アルフレッサ ファーマ)
	●軟膏 ●クリーム
一般名	トリアムシノロンアセトニド

用法・用量
● 1日2～3回塗布

副作用
真菌性感染症（カンジダ症、白癬等）、細菌性感染症（伝染性膿痂疹、毛嚢炎等）、ステロイドざ瘡、ステロイド皮膚（皮膚萎縮、毛細血管拡張、紫斑）、酒さ様皮膚炎、口囲皮膚炎（頬、口囲等に潮紅、丘疹、膿疱、毛細血管拡張）、多毛、色素脱失等、皮膚の刺激感、発疹等、下垂体・副腎皮質系機能の抑制、眼圧亢進、緑内障・後嚢白内障（眼瞼皮膚への使用に際しては注意が必要）

ステロイドの成分濃度
0.1%

ステロイド薬（外用剤）

Ⅳ群（medium/mild）

| 商品名と剤形 | **ロコイド®** (鳥居) |

- ●軟膏
- ●クリーム

一般名 ヒドロコルチゾン酪酸エステル

用法・用量
- 1日1～数回塗布

副作用
皮膚の真菌症（カンジダ症、白癬等）、細菌感染症（伝染性膿痂疹、毛嚢炎等）、ざ瘡様皮疹、ステロイド皮膚（皮膚萎縮、毛細血管拡張、紫斑）、酒さ様皮膚炎、口囲皮膚炎（頬、口囲等に潮紅、丘疹、膿疱、毛細血管拡張）、乾皮癬様皮膚、接触皮膚炎、魚鱗癬様皮膚変化、多毛、色素脱失、過敏症（発赤、搔痒感、刺激感、皮膚炎等）、下垂体・副腎皮質系機能の抑制、眼瞼皮膚への使用に際しては、眼圧亢進、緑内障、白内障への注意が必要

ステロイドの成分濃度
0.1％

Ｖ群（weak）

| 商品名と剤形 | **プレドニゾロン** (陽進堂) 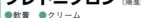 |

●軟膏 ●クリーム

一般名 プレドニゾロン

用法・用量
- 1日1～数回塗布

副作用
真菌性感染症（カンジダ症、白癬等）、細菌性感染症（伝染性膿痂疹、毛嚢炎等）、ステロイドざ瘡、ステロイド皮膚（皮膚萎縮、毛細血管拡張）、紫斑、魚鱗癬様皮膚変化、多毛、色素脱失等、皮膚の刺激感、発疹等、下垂体・副腎皮質系機能の抑制、緑内障・後嚢白内障（眼瞼皮膚への使用に際しては注意が必要）

ステロイドの成分濃度
0.5％

喘息・
COPD吸入薬・
鎮咳薬

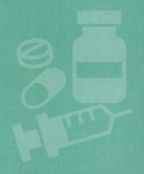

吸入ステロイド

商品名と剤形	**アズマネックス**® （オルガノン）

長期管理薬（コントローラー）
- DPI（ツイストヘラー®）

一般名　モメタゾンフランカルボン酸エステル

用法・用量
- 成人：1回100μgを1日2回吸入（最大1日800μg）

主な副作用
嗄声、口腔カンジダ症、咽喉頭症状（不快感、疼痛、乾燥、刺激感）、コルチゾール減少、白内障、不正出血、オステオカルシン減少、尿糖、アナフィラキシー様症状

最高血中濃度到達時間（投与量）
2.5時間（800μg、単回吸入）

半減期（投与量）
約6.4時間（800μg、単回吸入）

効能・効果
気管支喘息

商品名と剤形	**アニュイティ**® （GSK）

長期管理薬（コントローラー）
- DPI（エリプタ®）

一般名　フルチカゾンフランカルボン酸エステル

用法・用量
- 成人：100μgを1日1回吸入（最大200μg）

主な副作用
アナフィラキシー反応、口腔カンジダ症、頭痛、中咽頭カンジダ症、発声障害

最高血中濃度到達時間（投与量）
約1.0時間（200～800μg）

効能・効果
気管支喘息

商品名と剤形	**オルベスコ®** （帝人ファーマ）

長期管理薬（コントローラー）
●pMDI

一般名	シクレソニド

用法・用量
- 成人：100～400μgを1日1回吸入（最大1日800μg、1日2回に分けて吸入）
- 小児：100～200μgを1日1回吸入（良好に症状がコントロールされている場合は50μg1日1回まで減量可）

主な副作用
【成人】呼吸困難、嗄声、発疹
【小児】気管支痙攣、肝機能検査値異常

最高血中濃度到達時間（投与量）
約0.5時間（200μg、単回吸入）

半減期（投与量）
約2.6時間（200μg、単回吸入）

効能・効果
気管支喘息

商品名と剤形	**キュバール**™ （住友ファーマ）

長期管理薬（コントローラー）
●pMDI

一般名	ベクロメタゾンプロピオン酸エステル

用法・用量
- 成人：1回100μgを1日2回噴霧吸入（最大1日800μg）
- 小児：1回50μgを1日2回噴霧吸入（最大1日200μg）

主な副作用
嗄声、口腔カンジダ症、咳、尿糖、悪心、γ-GTP上昇、鼻出血、コルチゾール減少、咽喉頭疼痛

最高血中濃度到達時間（投与量）
約0.6時間（200μg、単回吸入）

半減期（投与量）
約3.5時間（200μg、単回吸入）

効能・効果
気管支喘息

喘息・COPD吸入薬・鎮咳薬

吸入ステロイド

商品名と剤形	**パルミコート**® （アストラゼネカ）

長期管理薬（コントローラー）
- DPI（タービュヘイラー®）　● 吸入液

一般名	ブデソニド

用法・用量
- タービュヘイラー®
・成人：1回100～400μgを1日2回吸入（最大1日1,600μg）
・小児：1回100～200μgを1日2回吸入（最大1日800μg）
- 吸入液
・成人：0.5mgを1日2回または1mgを1日1回、ネブライザーを用いて吸入（最大1日2mg）
・小児：0.25mgを1日2回または0.5mgを1日1回、ネブライザーを用いて吸入（最大1日1mg）

主な副作用
嗄声、咽喉頭症状（刺激感、疼痛）、発疹、蕁麻疹、接触性皮膚炎、血管浮腫等の過敏症状、咳嗽、口腔カンジダ症、味覚異常、感染、気管支痙攣、悪心、神経過敏、情緒不安、抑うつ、行動障害、不眠、皮膚挫傷

最高血中濃度到達時間（投与量）
タービュヘイラー®：約0.2時間（1,000μg、単回吸入）
吸入液：約0.7時間（1.0mg、単回ネブライザー吸入）

半減期（投与量）
タービュヘイラー®：β相；約2.0（1,000μg、単回吸入）
吸入液：約4.0時間（1.0mg、単回ネブライザー吸入）

効能・効果
気管支喘息

商品名と剤形	**フルタイド**® （GSK）

長期管理薬（コントローラー）
- pMDI
- DPI（ディスカス®）

一般名	フルチカゾンプロピオン酸エステル

用法・用量
- 成人：1回100μgを1日2回吸入（最大1日800μg）
- 小児：1回50μgを1日2回吸入（最大1日200μg）

主な副作用
嗄声、口腔カンジダ症、咽喉頭症状（不快感、むせ、疼痛、刺激感、異和感）、口内乾燥、胸痛、アナフィラキシー

最高血中濃度到達時間（投与量）
約0.5〜1.0時間（400μg、単回吸入）

効能・効果
気管支喘息

β₂受容体刺激薬

長時間作用型（LABA）

商品名と剤形	**オーキシス**® （Meiji Seika） 長期管理薬（コントローラー） ●DPI（タービュヘイラー®）
一般名	ホルモテロールフマル酸塩水和物

用法・用量
● 1回1吸入（9μg）を1日2回吸入

主な副作用
悪心、頭痛、振戦、めまい、筋痙攣、血清K値低下

最高血中濃度到達時間（投与量）
約0.1時間（54μg、単回吸入〈承認された用法・用量は1回9μg〉）

半減期（投与量）
β相：8.5時間（54μg、単回吸入〈承認された用法・用量は1回9μg〉）

効能・効果
COPD

商品名と剤形	**オンブレス**® （ノバルティス） 長期管理薬（コントローラー） ●DPI（ブリーズヘラー®）
一般名	インダカテロールマレイン酸塩

IDL 150

喘息・COPD吸入薬・鎮咳薬

吸入ステロイド／β₂受容体刺激薬　189

用法・用量
- 1回1カプセル（150μg）を1日1回吸入

主な副作用
咳嗽、蕁麻疹、筋痙縮、血清K値低下

最高血中濃度到達時間（投与量）
約0.3時間（150μg、単回吸入）

効能・効果
COPD

商品名と剤形	**セレベント**® (GSK)
	長期管理薬（コントローラー）
	●DPI（ディスカス®）
一般名	サルメテロールキシナホ酸塩

用法・用量
- 成人：1回50μgを1日2回、朝・就寝前に吸入
- 小児：1回25μgを1日2回、朝・就寝前に吸入

主な副作用
心悸亢進、振戦、口腔咽頭刺激感（咽頭異和感、咽頭痛）、血清K値低下、ショック、アナフィラキシー

最高血中濃度到達時間（投与量）
約0.08時間（200μg、単回吸入）

効能・効果
気管支喘息・COPD

短時間作用型（SABA）

商品名と剤形	**サルタノール**® (GSK)
	発作治療薬（リリーバー）
	●pMDI
一般名	サルブタモール硫酸塩

用法・用量
- 成人：1回200μg（2吸入）を吸入
- 小児：1回100μg（1吸入）を吸入

主な副作用
心悸亢進、血清K値低下

効能・効果
気管支喘息・COPD

商品名と剤形	**ベネトリン®** (GSK)
	発作治療薬（リリーバー）
	●吸入液
一般名	サルブタモール硫酸塩

用法・用量
- 成人：1回0.3〜0.5mL（サルブタモールとして1.5〜2.5mg）を深呼吸しながら吸入器を用いて吸入
- 小児：1回0.1〜0.3mL（サルブタモールとして0.5〜1.5mg）を深呼吸しながら吸入器を用いて吸入

主な副作用
頭痛、心悸亢進、手指振戦、血清K値低下

最高血中濃度到達時間（投与量）
0.5時間（1mL〈3mLの生理食塩水に希釈〉、吸入）

半減期（投与量）
約2.8時間（1mL〈3mLの生理食塩水に希釈〉、吸入）

効能・効果
気管支喘息・COPD

商品名と剤形	**ベロテック®** (ベーリンガー)
	発作治療薬（リリーバー）
	●pMDI
一般名	フェノテロール臭化水素酸塩

用法・用量
- 1回2吸入（フェノテロール臭化水素酸塩として0.2mg）

主な副作用
動悸、血清K値低下、咽喉刺激感、咳嗽、発疹、掻痒症、蕁麻疹

最高血中濃度到達時間（投与量）
3.0時間（0.2mg、単回吸入）

半減期（投与量）
約6.0時間（0.2mg、単回吸入）

効能・効果
気管支喘息・COPD

β₂受容体刺激薬

メプチン®（大塚）

商品名と剤形
発作治療薬（リリーバー）
- pMDI（メプチンエアー®、メプチンキッドエアー®）
- DPI（メプチン®スイングヘラー®）
- 吸入液

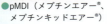

一般名 プロカテロール塩酸塩水和物

用法・用量
- メプチンエアー®、メプチン®スイングヘラー®
  - 成人：1回20μg（2吸入）を吸入
  - 小児：1回10μg（1吸入）を吸入
- メプチンキッドエアー®
  - 成人：1回20μg（4吸入）を吸入
  - 小児：1回10μg（2吸入）を吸入
- 吸入液
  - 成人：1回30〜50μg（0.3〜0.5mL）を深呼吸しながらネブライザーを用いて吸入
  - 小児：1回10〜30μg（0.1〜0.3mL）を深呼吸しながらネブライザーを用いて吸入

主な副作用
ショック、アナフィラキシー、動悸、頻脈、振戦、頭痛・頭重感、嘔気・嘔吐

最高血中濃度到達時間（投与量）
メプチンエアー®：0.025〜0.5時間（40μgを吸入、吸入補助具使用なし）

効能・効果
気管支喘息・COPD

吸入ステロイド薬／β₂受容体刺激薬（LABA）配合薬

商品名と剤形	**アテキュラ®** （ノバルティス）

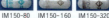
IM150-80　IM150-160　IM150-320

	長期管理薬（コントローラー）
	●DPI（ブリーズヘラー®）
一般名	インダカテロールマレイン酸塩・モメタゾンフランカルボン酸エステル

用法・用量
- 低用量：1回1カプセル（インダカテロールとして150μgおよびモメタゾンフランカルボン酸エステルとして80μg）を1日1回
- 中用量：1回1カプセル（インダカテロールとして150μgおよびモメタゾンフランカルボン酸エステルとして160μg）を1日1回
- 高用量：1回1カプセル（インダカテロールとして150μgおよびモメタゾンフランカルボン酸エステルとして320μg）を1日1回

主な副作用
アナフィラキシー、重篤な血清カリウム値の低下、心房細動

最高血中濃度到達時間
インダカテロール：約0.25時間
モメタゾンフランカルボン酸エステル：約1～2時間

半減期
モメタゾンフランカルボン酸エステル：12～13時間

効能・効果
気管支喘息

商品名と剤形	**アドエア®** （GSK）

	長期管理薬（コントローラー）
	●pMDI　●DPI（ディスカス®）
一般名	サルメテロールキシナホ酸塩・フルチカゾンプロピオン酸エステル

喘息・COPD吸入薬・鎮咳薬

用法・用量
- 気管支喘息：1回サルメテロールとして50μg、フルチカゾンプロピオン酸エステルとして100μgを1日2回吸入
- COPD：1回サルメテロールとして50μg、フルチカゾンプロピオン酸エステルとして250μgを1日2回吸入

主な副作用
嗄声、口腔カンジダ症、頭痛、口腔・咽喉刺激感（異和感、疼痛、不快感）、ショック、アナフィラキシー、血清K値低下、肺炎、感染症、筋痙攣

最高血中濃度到達時間（投与量）
サルメテロール：約0.083時間（50μgを1回1吸入1日2回×2週間）
フルチカゾンプロピオン酸エステル：約0.5時間（250μgを1回1吸入1日2回×2週間）

半減期（投与量）
フルチカゾンプロピオン酸エステル：約5.7時間（250μgを1回1吸入1日2回×2週間）

効能・効果
気管支喘息・COPD（250ディスカス®、125エアゾールのみ）

商品名と剤形	**シムビコート®** （アストラゼネカ）
	長期管理薬（コントローラー） 発作治療薬（リリーバー） ●DPI（タービュヘイラー®）
一般名	ブデソニド・ホルモテロールフマル酸塩水和物

用法・用量
- 気管支喘息：1回1吸入（ブデソニドとして160μg、ホルモテロールフマル酸塩水和物として4.5μg）を1日2回吸入（最大1日ブデソニドとして1,280μg、ホルモテロールフマル酸塩水和物として36μg）
  ※維持療法に加えて頓用吸入する場合は発作発現時に1吸入。数分経過しても発作が持続する場合にはさらに追加で1吸入。必要に応じてこれを繰り返すが、1回の発作発現につき最大6吸入までとする
  ※維持療法と頓用吸入を合計した1日の最高量は、通常8吸入までとするが、一時的に1日合計12吸入（ブデソニドとして1,920μg、ホルモテロールフマル酸塩水和物として54μg）まで増量可能
- COPD：1回2吸入（ブデソニドとして320μg、ホルモテロールフマル酸塩水和物として9μg）を1日2回吸入

主な副作用

嗄声、口腔カンジダ症、筋痙攣、動悸、咽喉頭の刺激感、振戦、アナフィラキシー、血清K値低下

最高血中濃度到達時間（投与量）

ブデソニド：約5.4時間（640μg、単回吸入）
ホルモテロールフマル酸塩水和物：約5.0時間（18μg、単回吸入）

半減期（投与量）

ブデソニド：約3.1時間（640μg、単回吸入）
ホルモテロールフマル酸塩水和物：約6.1時間（18μg、単回吸入）

効能・効果

気管支喘息・COPD

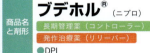

商品名と剤形	**ブデホル®**（ニプロ） 長期管理薬（コントローラー） 発作治療薬（リリーバー） ●DPI
一般名	ブデソニド・ホルモテロールフマル酸塩水和物

用法・用量

- 気管支喘息：1回1吸入（ブデソニドとして160μg、ホルモテロールフマル酸塩水和物として4.5μg）を1日2回吸入（最大1日ブデソニドとして1,280μg、ホルモテロールフマル酸塩水和物として36μg）
- COPD：1回2吸入（ブデソニドとして320μg、ホルモテロールフマル酸塩水和物として9μg）を1日2回吸入

主な副作用

嗄声、口腔カンジダ症、筋痙攣、動悸、咽喉頭疼痛、口腔咽頭不快感、振戦、アナフィラキシー、血清K値低下

最高血中濃度到達時間（投与量）

ブデソニド：約5.4時間（640μg、単回吸入）
ホルモテロールフマル酸塩水和物：約5.0時間（18μg、単回吸入）

半減期（投与量）

ブデソニド：約3.1時間（640μg、単回吸入）
ホルモテロールフマル酸塩水和物：約6.1時間（18μg、単回吸入）

効能・効果

気管支喘息・COPD

商品名と剤形	**フルティフォーム**® （杏林）

長期管理薬（コントローラー）
- pMDI

一般名: フルチカゾンプロピオン酸エステル・ホルモテロールフマル酸塩水和物

用法・用量
- フルチカゾンプロピオン酸エステルとして50μg、ホルモテロールフマル酸塩水和物として5μgを1回2吸入、1日2回

主な副作用
嗄声、口腔カンジダ症、CK（CPK）増加、動悸、喘息、口内炎、咽頭炎、口腔・呼吸器感染症、ショック、アナフィラキシー、血清K値低下、肺炎

最高血中濃度到達時間（投与量）
フルチカゾンプロピオン酸エステル：0.083時間（100μg、単回吸入）
ホルモテロールフマル酸塩水和物：0.125時間（10μg、単回吸入）

半減期（投与量）
フルチカゾンプロピオン酸エステル：約7.4時間（100μg、単回吸入）
ホルモテロールフマル酸塩水和物：約4.6時間（10μg、単回吸入）

効能・効果
気管支喘息

商品名と剤形	**レルベア**® （GSK）

長期管理薬（コントローラー）
- DPI（エリプタ®）

一般名: ビランテロールトリフェニル酢酸塩・フルチカゾンフランカルボン酸エステル

用法・用量
- 成人：ビランテロールとして25μg、フルチカゾンフランカルボン酸エステルとして100μgを1日1回吸入（症状に応じてビランテロールとして25μg、フルチカゾンフランカルボン酸エステルとして200μg1日1回吸入）
- 小児：12歳以上の小児にはビランテロールとして25μg、フルチカゾンフランカルボン酸エステルとして100μgを1日1回吸入。5歳以上12歳未満の小児には小児用レルベア50エリプタ1吸入（ビランテロールとして25μg、フルチカゾンフランカルボン酸エステルとして50μg）を1日1回吸入

主な副作用
嗄声、口腔カンジダ症、発声障害、アナフィラキシー反応、肺炎、尿中遊離コルチゾール減少

最高血中濃度到達時間（投与量）
ビランテロール：0.083時間（25μg、単回吸入）
フルチカゾンフランカルボン酸エステル：1.0時間（200μg、単回吸入）

効能・効果
気管支喘息・COPD（100エリプタ®のみ）

抗コリン薬

喘息・COPD吸入薬・鎮咳薬

長時間作用型（LAMA）

商品名と剤形
エクリラ® （杏林）
長期管理薬（コントローラー）
●DPI（ジェヌエア®）

一般名 アクリジニウム臭化物

用法・用量
●1回1吸入（400μg）を1日2回吸入

主な副作用
不整脈、めまい、CK（CPK）増加、尿中ブドウ糖陽性、口内乾燥、頭痛、咳嗽、心房細動、発声障害、口腔咽頭不快感、血清K値増加、便秘、不整脈、めまい

最高血中濃度到達時間（投与量）
約0.3時間（400μg、単回吸入）
半減期（投与量）
約4.9時間（400μg、単回吸入）

効能・効果
COPD

商品名と剤形
エンクラッセ® （GSK）
長期管理薬（コントローラー）
●DPI（エリプタ®）

一般名 ウメクリジニウム臭化物

吸入ステロイド薬/β₂受容体刺激薬（LABA）配合薬/抗コリン薬

用法・用量
- 1吸入（62.5μg）を1日1回吸入

主な副作用
咳嗽、発声障害、心房細動、頻脈、口内乾燥、便秘

最高血中濃度到達時間（投与量）
0.083時間（成人250μg単回吸入〈承認された用法・用量は62.5μg 1日1回〉）

効能・効果
COPD

商品名と剤形	**シーブリ®** （ノバルティス） 長期管理薬（コントローラー） ●DPI（ブリーズヘラー®）
一般名	グリコピロニウム臭化物

GPL 50

用法・用量
- 1回1カプセル（50μg）を1日1回吸入

主な副作用
口内乾燥、心房細動、発声障害、排尿困難

最高血中濃度到達時間（投与量）
0.08時間（50μg、単回吸入）

効能・効果
COPD

商品名と剤形	**スピリーバ®** （ベーリンガー） 長期管理薬（コントローラー） ●DPI（ハンディヘラー®） ●ソフトミストインヘラー（レスピマット®）
一般名	チオトロピウム臭化物水和物

用法・用量
- 吸入用カプセル
- ・1回1カプセル（18μg）を1日1回吸入
- レスピマット®
- ・気管支喘息：1.25μgを1回2吸入、1日1回
- ・COPD：2.5μgを1回2吸入、1日1回

主な副作用
【吸入用カプセル】口渇、心不全、心房細動、期外収縮、イレウス、閉塞隅角緑内障、アナフィラキシー、発疹、浮動性めまい、便秘、消化不良、高尿酸血症、咽喉刺激感、咳嗽
【レスピマット®】口渇、嗄声、心不全、心房細動、期外収縮、イレウス、閉塞隅角緑内障、アナフィラキシー

最高血中濃度到達時間（投与量）
0.083時間（5μgをレスピマット®により1日1回4週間反復吸入、108μgを吸入用カプセル単回吸入）

効能・効果
気管支喘息（1.25μgレスピマットのみ）・COPD

短時間作用型（SAMA）

商品名と剤形	アトロベント®（帝人ファーマ）
	発作治療薬（リリーバー）
	●pMDI
一般名	イプラトロピウム臭化物水和物

用法・用量
・1回1～2噴射（20～40μg）を1日3～4回吸入

主な副作用
嘔気、口内乾燥、頭痛

効能・効果
気管支喘息・COPD

抗コリン薬／β₂受容体刺激薬配合薬

商品名と剤形	アノーロ®（GSK）
	長期管理薬（コントローラー）
	●DPI（エリプタ®）
一般名	ウメクリジニウム臭化物・ビランテロールトリフェニル酢酸塩

喘息・COPD吸入薬・鎮咳薬

抗コリン薬／抗コリン薬／β₂受容体刺激薬配合薬　199

用法・用量
- 1回1吸入（ウメクリジニウムとして62.5μg、ビランテロールとして25μg）を1日1回吸入

主な副作用
頭痛、口内乾燥、咳嗽、味覚異常、高血圧、心房細動、頻脈、動悸

最高血中濃度到達時間（投与量）
ウメクリジニウム：0.083時間（250μg、単回吸入〈承認された用法・用量は62.5μg1日1回〉）
ビランテロール：0.083時間（25μg、単回吸入）

効能・効果
COPD

商品名と剤形	**ウルティブロ®**（ノバルティス）
	長期管理薬（コントローラー）
	●DPI（ブリーズヘラー®）
一般名	グリコピロニウム臭化物・インダカテロールマレイン酸塩

IGP110.50

用法・用量
- 1回1カプセル（グリコピロニウムとして50μg、インダカテロールとして110μg）を1日1回吸入

主な副作用
咳嗽、口内乾燥、血清K値低下、心房細動、上気道感染、頭痛、発声障害、発熱

最高血中濃度到達時間（投与量）
グリコピロニウム：0.083時間（50μg、単回吸入）
インダカテロール：0.25時間（110μg、単回吸入）

効能・効果
COPD

商品名と剤形	**スピオルト®**（ベーリンガー）
	長期管理薬（コントローラー）
	●ソフトミストインヘラー（レスピマット®）
一般名	チオトロピウム臭化物・オロダテロール塩酸塩

用法・用量
- 1回2吸入（チオトロピウムとして5μg、オロダテロールとして5μg）を1日1回吸入

主な副作用
口渇、心不全、心房細動、期外収縮、イレウス、閉塞隅角緑内障、アナフィラキシー

最高血中濃度到達時間（投与量）
チオトロピウム：0.100時間（5μg、3週間反復吸入）
オロダテロール：0.183時間（5μg、3週間反復吸入）

効能・効果
COPD

商品名と剤形	**ビベスピ®** （アストラゼネカ）
	長期管理薬（コントローラー）
	●pMDI（吸入エアゾール）
一般名	グリコピロニウム臭化物・ホルモテロールフマル酸塩水和物

用法・用量
● 1日2吸入（グリコピロニウムとして14.4μg、ホルモテロールフマル酸として9.6μg）を1日2回

主な副作用
心房細動、重篤な血清カリウム値の低下

最高血中濃度到達時間
グリコピロニウム：0.1時間
ホルモテロール：0.1時間

半減期
グリコピロニウム：約4時間
ホルモテロール：約5時間

効能・効果
COPD

ケミカルメディエーター遊離抑制薬

商品名と剤形	**インタール®** （サノフィ）
	長期管理薬（コントローラー）
	●吸入液
一般名	クロモグリク酸ナトリウム

抗コリン薬/β₂受容体刺激薬配合薬/ケミカルメディエーター遊離抑制薬

用法・用量
- 朝、昼、就寝前ないしは朝、昼、夕、就寝前、1回1アンプル（クロモグリク酸ナトリウムとして20mg）ずつ、1日3〜4アンプルを電動式ネブライザーを用いて吸入

主な副作用
咽頭刺激感、気管支痙攣、PIE症候群、アナフィラキシー、悪心

効能・効果
気管支喘息

吸入ステロイド/LABA/LAMA

商品名と剤形	**エナジア®** （ノバルティス）
	長期管理薬（コントローラー）
	●DPI（ブリーズヘラー®）
一般名	インダカテロールマレイン酸塩・グリコピロニウム臭化物・モメタゾンフランカルボン酸エステル

IGM150-50-80

IGM150-50-160

用法・用量
- 中用量：1回1カプセル（インダカテールとして150μg、グリコピロニウムとして50μg、およびモメタゾンフランカルボン酸エステルとして80μg）を1日1回
- 高用量：1回1カプセル（インダカテールとして150μg、グリコピロニウムとして50μg、およびモメタゾンフランカルボン酸エステルとして160μg）を1日1回

主な副作用
アナフィラキシー、重篤な血清カリウム値の低下、心房細動

最高血中濃度到達時間（投与量）
インダカテロール：0.25時間（150μg）
グリコピロニウム：0.08時間（50μg）
モメタゾンフランセルボン酸エステル：2時間（80μg）

効能・効果
気管支喘息

商品名と剤形	**テリルジー** (GSK)
	長期管理薬（コントローラー）
	●DPI（エリプタ®）
一般名	フルチカゾンプロピオン酸エステル・ウメクリジニウム臭化物・ビランテロールトリフェニル酢酸塩

用法・用量
- 気管支喘息：100エリプタ1吸入（フルチカゾンフランカルボン酸エステルとして100μg、ウメクリジニウムとして62.5μgおよびビランテロールとして25μg）を1日1回吸入投与
  ※症状に応じて200エリプタ1吸入（フルチカゾンフランカルボン酸エステルとして200μg、ウメクリジニウムとして62.5μg及びビランテロールとして25μg）を1日1回吸入投与
- COPD：100エリプタ1吸入（フルチカゾンフランカルボン酸エステルとして100μg、ウメクリジニウムとして62.5μg及びビランテロールとして25μg）を1日1回吸入投与

主な副作用
アナフィラキシー、肺炎、心房細動

最高血中濃度到達時間（投与量）
0.25時間（フルチカゾンカルボン酸エステル400μg）
0.08時間（ウメクリジニウム250μg）
0.12時間（ビランテロールとして100μg）

効能・効果
気管支喘息・COPD（100エリプタのみ）

商品名と剤形	**ビレーズトリ®** （アストラゼネカ）
	長期管理薬（コントローラー）
	●pMDI（エアゾール）
一般名	ブデソニド・グリコピロニウム臭化物・ホルモテロールフマル酸塩水和物

用法・用量
- 1回2吸入（ブデソニドとして320μg、グリコピロニウムとして14.4μg、ホルモテロールフマル塩酸として9.6μg）を1日2回

重大な副作用
心房細動、重篤な血清カリウム値の低下

ケミカルメディエーター遊離抑制薬／吸入ステロイド/LABA/LAMA

最高血中濃度到達時間（投与量）
ブデソニド：0.33時間（320μg）
グリコピロニウム：0.1時間（14.4μg）
ホルモテロール：0.1時間（9.6μg）

半減期（投与量）
ブデソニド：4.6時間（320μg）
グリコピロニウム：8.4時間（14.4μg）
ホルモテロール：4.5時間（9.6μg）

効能・効果
COPD

その他

商品名と剤形	**ホクナリン®** （ヴィアトリス） ●貼付薬（テープ）	
一般名	ツロブテロール	

用法・用量
- 成人：2mgを1日1回（胸部・背部・上腕部のいずれかに貼付）
- 小児：0.5〜3歳未満には0.5mg、3〜9歳未満には1mg、9歳以上には2mgを1日1回、（胸部、背部・上腕部のいずれかに貼付）

主な副作用
アナフィラキシー、重篤な血清カリウム値の低下

最高血中濃度到達時間（投与量）
約12時間（成人2mg）

半減期（投与量）
約6時間（成人2mg）

効能・効果
気管支喘息

下剤

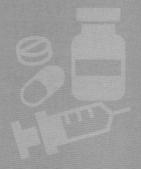

機械的下剤

塩類下剤

商品名と剤形	**酸化マグネシウム** （各社）
	● 原末
一般名	（重質）酸化マグネシウム

用法・用量
● 1日2gを3回食前または食後に分割、または就寝前に1回

重大な副作用
高マグネシウム血症

作用発現時間
大量使用で3～6時間またはそれ以内

ポリエチレングリコール製剤

商品名と剤形	**モビコール**® （EAファーマ）
	● 散
一般名	マクロゴール4000

用法・用量
● 成人：初回はLD2包またはHD1包を1日1回経口投与。以後、適宜増減
● 小児：2歳以上7歳未満はLD1包を1日1回経口投与（適宜増減）、7歳以上はLD 2包またはHD 1包を1日1回経口投与（適宜増減）

重大な副作用
ショック、アナフィラキシー

糖類下剤

商品名と剤形	**モニラック**® （中外）
	● シロップ剤
一般名	ラクツロース

用法・用量
- 1日30〜60mLを朝夕2回に分割

最高血中濃度到達時間（投与量）
約4.0時間（30mL）

刺激性下剤

大腸刺激性下剤［アントラキノン誘導体］

商品名と剤形	アローゼン® （サンファーマ）
	●顆粒
一般名	センナ

用法・用量
- 1回0.5〜1.0gを1日1〜2回

作用発現時間
約8〜10時間

商品名と剤形	プルゼニド® （サンファーマ）
	●錠剤
一般名	センノシドA・B

用法・用量
- 1日1回12〜24mgを就寝前（最大1回48mg）

作用発現時間
約8〜10時間

商品名と剤形	ヨーデル®S （藤本）
	●錠剤（糖衣錠）
一般名	センナエキス

FPF488

機械的下剤／刺激性下剤 207

用法・用量
- 1回80mgを就寝前（最大1回160〜240mg）
- 連用する場合1回40〜80mgを毎食後

作用発現時間
約12時間

大腸刺激性下剤

商品名と剤形 **セチロ配合錠**（ジェイドルフ）
- 錠剤

JD-120

一般名 ダイオウ・センナ

用法・用量
- 1回3錠、1日3回食後経口投与

副作用
腹痛

大腸刺激性下剤［ジフェノール誘導体］

商品名と剤形 **ラキソベロン®**（帝人ファーマ）
- 錠剤 ● 内用液

ラキソベロン

一般名 ピコスルファートナトリウム水和物

用法・用量
- 錠剤：1回2〜3錠を1日1回
- 内用液：1回10〜15滴（0.67〜1.0mL）を1日1回

作用発現時間
約7〜12時間

クロライドチャネルアクチベーター

商品名と剤形	**アミティーザ**® （ヴィアトリス）
	●カプセル
一般名	ルビプロストン

SPI AB

用法・用量
- 通常、成人にはルビプロストンとして1回24μgを1日2回、朝食後および夕食後に経口投与する。なお、症状により適宜減量する

主な副作用
胃腸障害（下痢、悪心）

作用発現時間
約24時間以内

末梢性μオピオイド受容体拮抗薬

商品名と剤形	**スインプロイク**® （塩野義）
	●錠剤
一般名	ナルデメジントシル酸塩

222：0.2

用法・用量
- 0.2mgを1日1回

重大な副作用
重度の下痢

最高血中濃度到達時間（投与量）
0.5時間（0.1mg〈承認外用量〉）

半減期（投与量）
8.3時間（0.1mg〈承認外用量〉）

刺激性下剤／クロライドチャネルアクチベーター／末梢性μオピオイド受容体拮抗薬

IBAT阻害剤

商品名と剤形	**グーフィス®** （EAファーマ）●錠剤

グーフィス

一般名	エロビキシバット水和物

用法・用量
- 10mgを1日1回食前に経口投与。症状により増減。最高用量1日15mg

副作用
腹痛、下痢

作用発現時間
約5時間

坐薬

商品名と剤形	**新レシカルボン®坐剤** （ゼリア、京都薬品）●坐剤

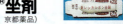

一般名	炭酸水素ナトリウム・無水リン酸二水素ナトリウム

用法・用量
- 1〜2個を肛門内深く挿入
- 重症の場合1日2〜3個を数日間

重大な副作用
ショック

商品名と剤形	**テレミンソフト®** （EAファーマ）●坐薬

一般名	ビサコジル

用法・用量
- 1回10mgを1日1～2回

作用発現時間
約5～120分以内

浣腸

 グリセリン （日医工）
- 浣腸

一般名　グリセリン

用法・用量
- 1回10～150mLを直腸内に注入

作用発現時間
約2～5分

前処置用薬剤

 マグコロール® （堀井）
- 散

一般名　クエン酸マグネシウム

用法・用量
- 高張液投与は34g（本剤50g）を水に溶解し、全量約180mLとする。1回144～180mLを検査予定時間の10～15時間前に投与
- 等張液投与は68g（本剤100g）を水に溶解し、全量約1,800mLとする。1回1,800mLを検査予定時間の4時間以上前に約1時間かけて投与

重大な副作用
高Mg血症、腸管穿孔、腸閉塞、虚血性大腸炎

商品名と剤形	**ニフレック**® (EAファーマ)
	●散
一般名	塩化ナトリウム・塩化カリウム・炭酸水素ナトリウム・無水硫酸ナトリウム

用法・用量
- 1袋を水に溶解して約2Lとし、溶解液とする
- 1回溶解液2〜4Lを1L/時で投与（排泄液が透明になった時点で投与を終了。最大4L）

※検査、手術の種類によって投与開始時刻は異なる

重大な副作用
ショック、アナフィラキシー、腸管穿孔、腸閉塞、鼠径ヘルニア嵌頓、低ナトリウム血症、虚血性大腸炎、マロリー・ワイス症候群

商品名と剤形	**モビプレップ**® (EAファーマ)
	●散
一般名	ナトリウム・カリウム・アスコルビン酸

用法・用量
- 1袋を水に溶解して約2Lの溶解液とする
- 溶解液を1時間当たり約1Lの速度で経口投与

重大な副作用
ショック、アナフィラキシー、腸管穿孔、腸閉塞、鼠径ヘルニア嵌頓、低ナトリウム血症、虚血性大腸炎、マロリー・ワイス症候群、失神、意識消失

過敏性腸症候群治療薬

商品名と剤形	**リンゼス**® (アステラス)
	●錠剤
一般名	リナクロチド

用法・用量
- 0.5mgを1日1回、食前投与（症状により0.25mgに減量）

重大な副作用
重度の下痢

副交感神経刺激薬

商品名と剤形	**パントシン®** （アルフレッサ ファーマ）
	●錠剤　●散　●細粒
	NF502
一般名	パンテチン

用法・用量
- 1日30〜180mg（血液疾患、弛緩性便秘は、1日300〜600mg）を1〜3回に分割

漢方薬

商品名と剤形	**大建中湯エキス** （各社）
一般名	大建中湯

用法・用量
- 製品により異なる

重大な副作用
肝障害・黄疸、間質性肺炎

最高血中濃度到達時間（投与量）
成分により異なる

半減期（投与量）
成分により異なる

商品名と剤形	**大黄甘草湯エキス**（各社）
一般名	大黄甘草湯

用法・用量
- 成分により異なる

重大な副作用
偽アルドステロン症、ミオパチー

最高血中濃度到達時間（投与量）
成分により異なる

半減期（投与量）
成分により異なる

商品名と剤形	**麻子仁丸エキス**（各社）
一般名	麻子仁丸

用法・用量
- 成分により異なる

最高血中濃度到達時間（投与量）
成分により異なる

半減期（投与量）
成分により異なる

その他
（下剤としての適応はない）

商品名と剤形	**ガスモチン®**（住友ファーマ）●錠剤 ●散
一般名	モサプリドクエン酸塩

P218

用法・用量
- 消化器症状は1日15mgを食前または食後3回に分割
- 前処置は経口腸管洗浄剤の投与開始時に20mgを経口腸管洗浄剤（約180mL）で投与。その後20mgを少量の水で投与

214

重大な副作用
肝障害・黄疸、劇症肝炎

最高血中濃度到達時間（投与量）
約0.8時間（5mg）

半減期（投与量）
約2.0時間（5mg）

作用発現時間
約30分（胃炎に使用の場合）

商品名と剤形	**プリンペラン®** （日医工） ● 錠剤 ● 細粒 ● シロップ剤 ● 注射薬

634

一般名	メトクロプラミド

用法・用量
- 錠剤、細粒、シロップ剤：1日10〜30mg（細粒：0.5〜1.5g、シロップ：10〜30mL）を食前2〜3回に分割
- 注射液：1回1管（10mg）を1日1〜2回静注または筋注

重大な副作用
ショック、アナフィラキシー、悪性症候群、意識障害、痙攣、遅発性ジスキネジア

最高血中濃度到達時間（投与量）
約1.0時間（錠・細粒20mg）

半減期（投与量）
約4.7時間（錠・細粒20mg）

作用発現時間
約30〜60分

漢方薬／その他（下剤としての適応はない）

ステロイド外用剤の塗り方のコツ

COLUMN

　ステロイド外用剤は、症状が強い場合は1日2〜3回塗布し、症状が改善してきたら使用頻度を減らします。例えば、強い作用を持つstrong以上の外用剤では1日1回の塗布に減らすことができます。mildやweakタイプのものは、1日2回を続けることが推奨されます。

　ステロイド外用剤の抗炎症作用効果を十分発揮させるためには、適切な量を塗る必要があります。目安としては、FTU（フィンガーチップユニット）が参考になります。1FTUは、大人の人差し指の先から第1関節までの量で、約0.5gに相当します。この量で、大人の手のひら2枚分（体表面積の約2％）を塗布できます。また、ローションタイプの場合は1円玉大の大きさが1FTUに相当します。

　ステロイド外用剤を塗る際には、狭い範囲への塗布では指先に少量を取り、患部にポンと置いて、やさしく塗り広げます。擦り込む必要はありません。患部全体にやさしく伸ばし、表面がテカってベタつく程度に塗布するのが理想的です。

（猪田宏美）

図　1FTU

- チューブタイプの軟膏・クリーム
大人の人差し指の先から第1関節までの長さ

- ローションタイプ
1円玉大

大人の手のひら2枚分
（体表面積の約2％）に相当

排尿障害治療薬

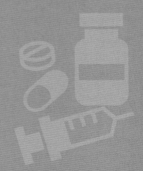

過活動膀胱治療薬

抗コリン薬

商品名と剤形	**ネオキシ®テープ**（久光）
	●貼付薬（テープ）
一般名	オキシブチニン塩酸塩

用法・用量
- 1日1回、1枚を下腹部、腰部または大腿部のいずれかに貼付し、24時間ごとに貼り替える

重大な副作用
血小板減少、麻痺性イレウス、尿閉

最高血中濃度到達時間（投与量）
オキシブチニン：18.0時間、活性代謝物：24.0時間（73.5mg）
半減期（投与量）
オキシブチニン：15.3時間、活性代謝物：15.4時間（73.5mg）

蓄尿障害治療薬

抗コリン薬

商品名と剤形	**ウリトス®**（杏林）
	●錠剤　●OD錠
一般名	イミダフェナシン

ウリトス0.1

KP-121

用法・用量
- 1回0.1mgを1日2回、朝夕食後（1回0.2mg、1日0.4mgまで増量可）

重大な副作用
急性緑内障、尿閉、肝機能障害、麻痺性イレウス、幻覚・せん妄、QT延長、心室性頻拍

最高血中濃度到達時間（投与量）
約1.5時間（0.1mg）

半減期（投与量）
約2.9時間（0.1mg）

商品名と剤形	**ステーブラ**® （小野） ●錠剤　●OD錠
一般名	イミダフェナシン

ステーブラ0.1　ono517

用法・用量
● 1回0.1mgを1日2回、朝夕食後（1回0.2mg、1日0.4mgまで増量可）

重大な副作用
急性緑内障、尿閉、肝機能障害、麻痺性イレウス、幻覚・せん妄、QT延長、心室性頻拍

最高血中濃度到達時間（投与量）
約1.5時間（0.1mg）

半減期（投与量）
約2.9時間（0.1mg）

商品名と剤形	**トビエース**® （ファイザー） ●錠剤
一般名	フェソテロジンフマル酸塩

FS

用法・用量
● 1回4mgを1日1回（1日8mgまで増量可）

重大な副作用
尿閉、血管浮腫

最高血中濃度到達時間（投与量）
約5時間（4、8、16mg〈16mgは承認用量外〉）

半減期（投与量）
約7〜10時間（4、8、16mg〈16mgは承認用量外〉）

商品名と剤形	**バップフォー**® （大鵬） ●錠剤　●細粒
一般名	プロピベリン塩酸塩

TC272

排尿障害治療薬

過活動膀胱治療薬／蓄尿障害治療薬

用法・用量
- 1回20mgを1日1回、食後（効果が不十分な場合、1回20mgを1日2回まで増量可）

重大な副作用
急性緑内障発作、尿閉、麻痺性イレウス、幻覚・せん妄、腎機能障害、横紋筋融解症、血小板減少、皮膚粘膜眼症候群、QT延長・心室性頻拍、肝機能障害・黄疸

最高血中濃度到達時間
【錠剤】 未変化体（代謝されていない状態）：約1.7時間
M-1（主代謝物1-メチル-4-ピペリジル ジフェニルプロポキシ酢酸 N-オキシド）：約1.0時間
M-2（主代謝物1-メチル-4-ピペリジル ベンジル酸 N-オキシド）：約1.7時間
【細粒】 未変化体：約1.7時間、M-1：約1.0時間、M-2：約2.1時間

半減期
【錠剤】 未変化体：約14.8時間、M-1：約9.6時間、M-2：約10.1時間
【細粒】 未変化体：約13.9時間、M-1：約9.4時間、M-2：約10.4時間

商品名と剤形 **ベシケア®** （アステラス）
- 錠剤 ● OD錠

一般名 コハク酸ソリフェナシン

ベシケア5　　5 ベシケア OD

用法・用量
- 1回5mgを1日1回（1日10mgまで増量可）

重大な副作用
ショック・アナフィラキシー、肝機能障害、尿閉、QT延長・心室頻拍・房室ブロック・洞不全症候群・高度徐脈、麻痺性イレウス、幻覚・せん妄、急性緑内障発作

最高血中濃度到達時間（投与量）
4.0時間（5mg）

半減期（投与量）
約48.0時間（5mg）

β₃受容体刺激薬

商品名と剤形	**ベタニス®** （アステラス） ●錠剤
一般名	ミラベグロン

ベタニス50

用法・用量
- 1回50mgを1日1回食後

重大な副作用
尿閉、高血圧

最高血中濃度到達時間（投与量）
約2.8〜4.0時間（50〜400mg〈承認されている用量は1日50mg〉）

半減期（投与量）
約23.9〜36.4時間（50〜400mg〈承認されている用量は1日50mg〉）

平滑筋弛緩薬

商品名と剤形	**ブラダロン®** （日本新薬） ●錠剤
一般名	フラボキサート塩酸塩

217

用法・用量
- 1回200mgを1日3回

重大な副作用
ショック・アナフィラキシー様症状、肝機能障害・黄疸

最高血中濃度到達時間（投与量）
約0.9時間（400mg〈承認されている用量は1回200mg〉）

半減期（投与量）
約2.7時間（400mg〈承認されている用量は1回200mg〉）

選択的β₃アドレナリン受容体作動性

商品名と剤形	**ベオーバ®** （杏林） ●錠剤
一般名	ビベグロン

ベオーバ

蓄尿障害治療薬　221

用法・用量
- 50mgを1日1回食後に経口投与

重大な副作用
尿閉

最高血中濃度到達時間（投与量）
3時間（50mg）

半減期（投与量）
64時間（50mg）

排尿障害治療薬

α₁遮断薬

商品名と剤形	**エブランチル®**（科研）
	●カプセル
一般名	ウラピジル

KC154

用法・用量
- 前立腺肥大症に伴う排尿障害は、1回15mgを1日2回より投与開始（効果が不十分な場合は、1～2週間の間隔をおいて1日60～90mgまで漸増し、1日2回に分割、朝夕食後）。最大量1日90mg
  ※神経因性膀胱に伴う排尿困難の場合は60mgまで漸増

重大な副作用
肝機能障害

最高血中濃度到達時間（投与量）
約3.6～4.7時間（15～30mg）

半減期（投与量）
約2.7～3.8時間（15～30mg）

商品名と剤形	**ハルナール®**（アステラス）
	●D（OD）錠剤
一般名	タムスロシン塩酸塩

HA0.2

用法・用量
- 1回0.2mgを1日1回食後

重大な副作用
失神・意識喪失、肝機能障害・黄疸

最高血中濃度到達時間（投与量）
7〜8時間（0.1〜0.6mg〈承認されている用量は1日0.2mg。年齢、症状により適宜増減〉）

半減期（投与量）
約9.0〜11.6時間（0.1〜0.6mg〈承認されている用量は1日0.2mg。年齢、症状により適宜増減〉）

商品名と剤形	フリバス® （旭化成ファーマ） ●錠剤 ●OD錠
一般名	ナフトピジル

209　　214

用法・用量
- 1回25mgを1日1回より投与開始（効果が不十分な場合は1〜2週間の間隔をおいて1回50〜75mgに漸増し、1日1回食後経口投与）。最大量1日75mg

重大な副作用
肝機能障害・黄疸、失神・意識喪失

最高血中濃度到達時間（投与量）
約0.45〜0.75時間（25〜100mg〈承認された最高投与量は1日75mgまで〉）

半減期（投与量）
約10.3〜20.1時間（25〜100mg〈承認された最高投与量は1日75mgまで〉）

商品名と剤形	ユリーフ® （キッセイ） ●錠剤 ●OD錠
一般名	シロドシン

KD4　　UR4

用法・用量
- 1回4mgを1日2回、朝夕食後

重大な副作用
失神・意識喪失、肝機能障害・黄疸

排尿障害治療薬

最高血中濃度到達時間（投与量）
約0.9時間（4mg）
半減期（投与量）
約5.8時間（4mg）

PDE-5阻害薬

商品名と剤形	**ザルティア®** （日本新薬） ●錠剤
一般名	タダラフィル

5Z

用法・用量
- 1回5mgを1日1回

重大な副作用
過敏症（発疹、蕁麻疹、顔面浮腫、剥脱性皮膚炎、SJS）

最高血中濃度到達時間（投与量）
0.5〜4.0時間（5、10、20、40mg〈承認されている用量は1日5mg〉）
半減期（投与量）
14〜15時間（5、10、20、40mg〈承認されている用量は1日5mg〉）

コリン作動薬［アセチルコリン作動薬］

商品名と剤形	**ベサコリン®** （エーザイ） ●散
一般名	ベタネコール塩化物

用法・用量
- 1日30〜50mgを3〜4回に分割

重大な副作用
コリン作動性クリーゼ

コリン作動薬［コリンエステラーゼ阻害薬］

商品名と剤形	**ウブレチド®** （鳥居） ●錠剤
一般名	ジスチグミン臭化物

TO-067

用法・用量
- 1日5mg

重大な副作用
コリン作動性クリーゼ

最高血中濃度到達時間（投与量）
1.58時間（5mg）

半減期（投与量）
α相：約4.5時間（5mg）、β相：約69.5時間（5mg）

5α還元酵素阻害薬

商品名と剤形	**アボルブ®** （GSK） ●カプセル
一般名	デュタステリド

GX CE2

用法・用量
- 1回0.5mgを1日1回

重大な副作用
肝機能障害、黄疸

最高血中濃度到達時間（投与量）
2.0〜2.3時間（1〜20mg）

半減期（投与量）
89〜174時間（1〜20mg）

その他

商品名と剤形	**セルニルトン®** （東菱、扶桑） ●錠剤
一般名	セルニチンポーレンエキス

FS/C03

用法・用量
- 1回2錠、1日2〜3回経口投与

副作用
嘔気、食欲不振、胃部不快感、便秘等、発疹、蕁麻疹等の過敏症状

商品名と剤形

エビプロスタット® （日本新薬）

●錠剤（配合錠）

222

一般名

オオウメガサソウエキス、ハコヤナギエキス、セイヨウオキナグサエキス、スギナエキス、精製小麦胚芽油

降圧薬としての用法・用量
● 1回1錠、1日3回経口投与

副作用
発疹、掻痒感等の過敏症状、食欲不振、腹痛、胃部不快感、胃痛、悪心、血中尿酸上昇、倦怠感、多形紅斑、肝機能異常、黄疸、しびれ

骨粗鬆症治療薬

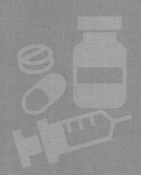

骨吸収抑制薬

エストロゲン製剤

商品名と剤形	**エストリール**（持田） ●錠剤
一般名	エストリオール

MO203

用法・用量
- 老人性骨粗鬆症には1回1mgを1日2回

副作用
乳癌、子宮内膜癌のリスク増大、血栓症など

SERM薬

商品名と剤形	**エビスタ®**（リリー） ●錠剤
一般名	ラロキシフェン塩酸塩

4165

用法・用量
- 60mgを1日1回

留意点
長期不動状態（術後回復期、長期安静期等）に入る3日前には服用を中止し、完全に歩行可能になるまでは投与を再開しない（静脈血栓塞栓症のリスクが上昇するため）

最高血中濃度到達時間（投与量）
9.0時間（120mg〈承認されている用法・用量は1日1回60mg〉）
半減期（投与量）
24.3時間（120mg〈承認されている用法・用量は1日1回60mg〉）

商品名と剤形	**ビビアント®**（ファイザー） ●錠剤
一般名	バゼドキシフェン酢酸塩

WY20

用法・用量
- 20mgを1日1回

留意点
長期不動状態（術後回復期、長期安静期等）に入る3日前には服用を中止し、完全に歩行可能になるまでは投与を再開しない（静脈血栓塞栓症のリスクが上昇するため）

最高血中濃度到達時間（投与量）
約3.0時間（20mg）

半減期（投与量）
約23.0時間（20mg）

ヒト型抗RANKLモノクローナル抗体

商品名と剤形	**プラリア®**（第一三共）
	●注射薬（皮下注）
一般名	デノスマブ（遺伝子組換え）

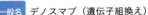

用法・用量
- 60mgを6か月に1回

副作用
低Ca血症、顎骨壊死、顎骨骨髄炎、非定型大腿骨折など

最高血中濃度到達時間（投与量）
約14日（60mg）

ビスホスホネート薬

商品名と剤形	**アクトネル®**（EAファーマ）
	●錠剤
一般名	リセドロン酸ナトリウム

AJ4 17.5

用法・用量
- 2.5mg錠は1日1回、17.5mg錠は1週間に1回、75mg錠は1か月に1回

副作用
胃腸障害、顎骨壊死、外耳道骨壊死など

留意点
起床時に約180mLの水で服用し、服用後少なくとも30分は横にならず、飲食（水を除く）ならびに他の薬剤の経口摂取も避ける

骨吸収抑制薬

骨粗鬆症治療薬

最高血中濃度到達時間（投与量）
約1.7時間（2.5mg）

半減期（投与量）
約1.5時間（2.5mg）

商品名と剤形	**ボナロン**® （帝人ファーマ）●錠剤　●経口ゼリー　●注射薬（点滴静注）
一般名	アレンドロン酸ナトリウム水和物

TJN 35

用法・用量
- 錠剤：5mg錠は1日1回、35mg錠は週1回
- 経口ゼリー：35mgを週1回
- 注射薬：4週間に1回900μgを30分以上かけて投与

副作用
胃腸障害、顎骨壊死、外耳道骨壊死など

留意点
内服薬は起床時に約180mLの水で服用し、服用後少なくとも30分は横にならず飲食（水を除く）ならびに他の薬剤の経口摂取も避ける

半減期（投与量）
約7.2時間（錠5mg）

商品名と剤形	**ボノテオ**® （アステラス）●錠剤
一般名	ミノドロン酸水和物

ボノテオ50

用法・用量
- 1mg錠は1日1回、50mg錠は4週間に1回

重大な副作用
上部消化管障害、顎骨壊死・顎骨骨髄炎、外耳道骨壊死、大腿骨転子下・近位大腿骨骨幹部・近位尺骨骨幹部等の非定型骨折、肝機能障害、黄疸、低カルシウム血症

留意点
起床時に約180mLの水で服用し、服用後少なくとも30分は横にならず、飲食（水を除く）ならびに他の薬剤の経口摂取も避ける

最高血中濃度到達時間（投与量）
約1.1時間（50mg）

半減期（投与量）
約31.9時間（50mg）

商品名と剤形	**ボンビバ**® （大正） ●錠剤　●注射薬
一般名	イバンドロン酸ナトリウム水和物

ボンビバ100mg

用法・用量
- 錠剤：100mgを1か月に1回
- 注射薬：1mgを1か月に1回静注

重大な副作用
上部消化管障害、顎骨壊死、外耳道骨壊死など

留意点
起床時に約180mLの水で服用し、服用後少なくとも60分は横にならず、飲食（水を除く）ならびに他の薬剤の経口摂取も避ける

最高血中濃度到達時間（投与量）
約0.9時間（錠100mg）

半減期（投与量）
約15.9時間（錠100mg）

商品名と剤形	**リクラスト**® （旭化成ファーマ） ●注射薬（点滴静注）
一般名	ゾレドロン酸水和物

用法・用量
- 1年に1回5mgを15分以上かけて投与

重大な副作用
急性腎障害、顎骨壊死、外耳道骨壊死

最高血中濃度到達時間（投与量）
点滴静注終了直後（5mg）

半減期（投与量）
約74.7時間（5mg）

骨吸収抑制薬

カルシトニン製剤

商品名と剤形	**エルシトニン**® (旭化成ファーマ)

●注射薬（筋注）

一般名	エルカトニン

用法・用量
- 10単位製剤：週2回
- 20単位製剤：週1回

副作用
悪心、顔面紅潮

最高血中濃度到達時間（投与量）
約0.4時間（10単位）

半減期（投与量）
約0.7時間（10単位）

抗スクレロスチン抗体

商品名と剤形	**イベニティ**® (アムジェン)

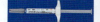

●注射薬（皮下注）

一般名	ロモソズマブ

用法・用量
- 210mgを1か月に1回、12か月皮下投与

副作用
低カルシウム血症、顎骨壊死・顎骨骨髄炎、大腿骨転子下および近位大腿骨骨幹部の非定型骨折

最高血中濃度到達時間（投与量）
5日（3mg/kg）

半減期（投与量）
15.1日（3mg/kg）

骨形成促進薬

副甲状腺ホルモン製剤

商品名と剤形	**テリボン®** （旭化成ファーマ） ●注射薬（皮下注）
一般名	テリパラチド酢酸塩

用法・用量
- 皮下注用56.5μg：56.5μgを週1回
- 皮下注28.2μg オートインジェクター（自己注）：28.2μgを1日1回、週に2回

留意点
投与は24か月間まで

最高血中濃度到達時間（投与量）
約0.3時間（56.5μg）

半減期（投与量）
約1.0時間（56.5μg）

商品名と剤形	**フォルテオ®** （リリー） ●注射薬（皮下注）
一般名	テリパラチド（遺伝子組換え）

用法・用量
- 20μgを1日1回（自己注射可能）

留意点
投与は24か月間まで

最高血中濃度到達時間（投与量）
約0.3時間（20μg）

半減期（投与量）
約0.7時間（20μg）

骨吸収抑制薬／抗スクレロスチン抗体／骨形成促進薬

商品名と剤形	**オスタバロ**® （帝人ファーマ）
	●注射薬（皮下注）
一般名	アバロパラチド塩酸塩

用法・用量
●1日1回、80μg皮下注

副作用
アナフィラキシー

最高血中濃度到達時間（投与量）
0.5時間（80μg）
半減期（投与量）
約1時間（80μg）

骨代謝調節薬ほか

活性型ビタミンD₃

商品名と剤形	**アルファロール**® （中外）
	●カプセル ●散
	●内用液
一般名	アルファカルシドール

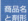 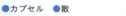

用法・用量
●0.5〜1.0μgを1日1回

副作用
高カルシウム血症

最高血中濃度到達時間（投与量）
約9.0時間（カプセル5μg）
半減期（投与量）
約17.6時間（カプセル5μg）

商品名と剤形	**エディロール**® （中外、東和〈錠剤〉）（中外〈カプセル〉）

●錠剤　●カプセル

一般名	エルデカルシトール

エディロール0.75

用法・用量
● 0.75μgを1日1回

副作用
高カルシウム血症

最高血中濃度到達時間（投与量）
約3.4時間（0.75μg）

半減期（投与量）
約53.0時間（0.75μg）

骨粗鬆症治療薬

商品名と剤形	**ロカルトロール**® （中外）

●カプセル

一般名	カルシトリオール

用法・用量
● 1回0.25μgを1日2回

副作用
高カルシウム血症

最高血中濃度到達時間（投与量）
約4.0時間（4.0μg）

半減期（投与量）
約16.2時間（2.0μg）

ビタミンK製剤

商品名と剤形	**グラケー**® （エーザイ）

●カプセル

一般名	メナテトレノン

グラケー

用法・用量
● 1回15mgを1日3回

骨形成促進薬／骨代謝調節薬ほか

留意点
ワルファリン投与例には禁忌

最高血中濃度到達時間（投与量）
約4.7時間（15mg）

半減期（投与量）
約3.9時間（15mg）

カルシウム薬

商品名と剤形 **アスパラ-CA**（ニプロES）
● 錠剤

TA103

一般名 L-アスパラギン酸カルシウム水和物

用法・用量
● 1日1.2g（6錠）を2〜3回に分割投与

副作用
腹部膨満感、軟便、高Ca血症など

抗菌薬（内服薬）

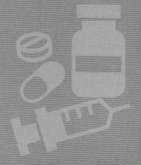

ニューキノロン系

商品名と剤形	**クラビット**® （第一三共）
	●錠剤　●細粒
一般名	レボフロキサシン水和物

クラビット500mg

用法・用量（腎機能正常時）
- 1回500mgを1日1回
- 腸チフス、パラチフスは1回500mgを1日1回14日間

重大な副作用
QT延長、痙攣

最高血中濃度到達時間（投与量）
約1.0時間（錠500mg）

半減期（投与量）
約7.9時間（錠500mg）

商品名と剤形	**シプロキサン**® （バイエル）
	●錠剤
一般名	シプロフロキサシン塩酸塩

CIP100

用法・用量（腎機能正常時）
- 1回100〜200mgを1日2〜3回
- 炭疽は1回400mgを1日2回

重大な副作用
QT延長、痙攣

最高血中濃度到達時間（投与量）
約1.1時間（200mg）

半減期（投与量）
約3.7時間（200mg）

商品名と剤形	**ジェニナック®** （富士フイルム富山化学）
	●錠剤
一般名	メシル酸ガレノキサシン水和物

ジェニナック200

用法・用量（腎機能正常時）
● 400mgを1日1回経口投与

重大な副作用
ショック、アナフィラキシー、中毒性表皮壊死融解症、皮膚粘膜眼症候群、多形紅斑、徐脈、洞停止、房室ブロック、QT延長、心室頻拍、心室細動、劇症肝炎、肝機能障害、低血糖、高血糖、偽膜性大腸炎、汎血球減少症、無顆粒球症、血小板減少、横紋筋融解症、幻覚、せん妄等の精神症状、痙攣、間質性肺炎、好酸球性肺炎、重症筋無力症の悪化、急性腎障害、間質性腎炎、大動脈瘤、大動脈解離、末梢神経障害、アキレス腱炎、腱断裂等の腱障害、血管炎

最高血中濃度到達時間（投与量）
約1.6時間（400mg）

半減期（投与量）
約12時間（400mg）

商品名と剤形	**グレースビット®** （第一三共）
	●錠剤　●細粒
一般名	シタフロキサシン水和物

グレースビット

用法・用量（腎機能正常時）
● 1回50mgを1日2回、または1回100mgを1日1回経口投与

重大な副作用
ショック、アナフィラキシー、中毒性表皮壊死融解症、皮膚粘膜眼症候群、急性腎障害、肝機能障害、黄疸、汎血球減少症、無顆粒球症、溶血性貧血、血小板減少、偽膜性大腸炎、低血糖、錯乱、せん妄、幻覚等の精神症状、大動脈瘤、大動脈解離、アキレス腱炎、腱断裂等の腱障害、痙攣、QT延長、心室頻拍、間質性肺炎、横紋筋融解症

最高血中濃度到達時間（投与量）
約1.2時間（50mg）
約1.2時間（100mg）

半減期（投与量）
約6.2時間（50mg）
約5.7時間（100mg）

抗菌薬（内服薬）

ニューキノロン系

ニトロイミダゾール系

商品名と剤形	**フラジール®** （塩野義）
	●錠剤

763

一般名	メトロニダゾール

用法・用量（腎機能正常時）
- 嫌気性菌感染症は1回500mgを1日3～4回
- 感染性腸炎は1回250mgを1日4回または1回500mgを1日3回、10～14日間

重大な副作用
中枢神経障害、末梢神経障害

最高血中濃度到達時間（投与量）
約2.0時間（錠250mg）

半減期（投与量）
約6.0～8.0時間（錠250mg）

リンコマイシン系

商品名と剤形	**ダラシン®** （ファイザー）
	●カプセル

UPJOHN 225

一般名	クリンダマイシン塩酸塩

用法・用量（腎機能正常時）
- 1回150mgを6時間ごと
- 重症感染症は1回300mgを8時間ごと

重大な副作用
偽膜性大腸炎

最高血中濃度到達時間（投与量）
約1.0時間（300mg）

半減期（投与量）
約2.2時間（150mg）

ペニシリン系

商品名と剤形	**サワシリン®** （LTLファーマ）
	●錠剤　●カプセル　●細粒
一般名	アモキシシリン水和物

250 SAW

サワシリン250LT

用法・用量（腎機能正常時）
- 1回250mgを1日3～4回
- ヘリコバクター・ピロリ感染症は1回750mgと、クラリスロマイシン1回200mg（またはメトロニダゾール250mg）およびPPIの3剤（同時）を1日2回7日間

重大な副作用
ショック、アナフィラキシー、アレルギー反応に伴う急性冠症候群、薬剤により誘発される胃腸炎症候群、中毒性表皮壊死融解症、皮膚粘膜眼症候群、多形紅斑、急性汎発性発疹性膿疱症、紅皮症、顆粒球減少、血小板減少、肝障害、腎障害、大腸炎、間質性肺炎、好酸球性肺炎、無菌性髄膜炎

最高血中濃度到達時間（投与量）
約2.0時間（カプセル250mg）

半減期（投与量）
約1.0時間（カプセル250mg）

商品名と剤形	**オーグメンチン** （GSK）
	●錠剤
一般名	クラブラン酸カリウム・アモキシシリン水和物

GS610

GS609

用法・用量（腎機能正常時）
- 125SS：1回2錠、1日3～4回を6～8時間ごと、経口投与
- 250RS：1回1錠、1日3～4回を6～8時間ごと、経口投与

ニトロイミダゾール系／リンコマイシン系／ペニシリン系　　**241**

重大な副作用

ショック、アナフィラキシー、アレルギー反応に伴う急性冠症候群、薬剤により誘発される胃腸炎症候群、中毒性表皮壊死融解症、皮膚粘膜眼症候群、急性汎発性発疹性膿疱症、多形紅斑、紅皮症、無顆粒球症、顆粒球減少、血小板減少、急性腎障害、偽膜性大腸炎、出血性大腸炎、肝障害、間質性肺炎、好酸球性肺炎、無菌性髄膜炎

最高血中濃度到達時間
約1.5時間

半減期
約1時間

セフェム系［第1世代］

商品名と剤形	**ケフラール**® （共和）
	●カプセル　●顆粒（L-ケフラール®） ●細粒（小児用）
一般名	セファクロル

ケフラール

用法・用量（腎機能正常時）
- カプセル：1日750mg（重症の場合などは1,500mg）を3回に分割
- 顆粒：1日750mg（重症の場合などは1日1,500mg）を2回に分割し朝夕食後

重大な副作用
ショック、アナフィラキシー、痙攣

最高血中濃度到達時間（投与量）
約1.0時間（カプセル500mg）

半減期（投与量）
約0.5時間（カプセル500mg）

商品名と剤形	**ケフレックス**® （共和）
	●カプセル　●顆粒（L-ケフレックス®） ●細粒（小児用）
一般名	セファレキシン

ケフレックス

用法・用量（腎機能正常時）
- カプセル：1回250mgを6時間ごとに経口投与
- 顆粒：1日1g（力価）を2回に分割して朝・夕食後

重大な副作用
ショック、アナフィラキシー、急性腎障害、溶血性貧血、偽膜性大腸炎、中毒性表皮壊死融解症、皮膚粘膜眼症、間質性肺炎、PIE症候群

最高血中濃度到達時間（投与量）
約2.9時間（カプセル250mg、500mg）

半減期（投与量）
約1.2時間（カプセル250mg）
約1時間（カプセル500mg）

セフェム系［第3世代］

抗菌薬（内服薬）

商品名と剤形	**フロモックス**® （塩野義）

- ●錠剤　●細粒（小児用）

654　100

一般名	セフカペン ピボキシル塩酸塩水和物

用法・用量（腎機能正常時）
- 1回100mgを1日3回食後（難治性または効果不十分な場合は1回150mgを1日3回食後）

重大な副作用
ショック、アナフィラキシー、痙攣

最高血中濃度到達時間（投与量）
約1.0～2.0時間（錠75、100、150mg）

半減期（投与量）
約1.0時間（錠75、100、150mg）

商品名と剤形	**セフゾン**® （LTLファーマ）

- ●カプセル

LT022

一般名	セフジニル

用法・用量（腎機能正常時）
- 1回100mgを1日3回経口投与

セフェム系［第1世代］／セフェム系［第3世代］　243

重大な副作用
ショック、アナフィラキシー、皮膚障害、血液障害、大腸炎、間質性肺炎、PIE症候群、腎障害、劇症肝炎、肝機能障害、黄疸

最高血中濃度到達時間（投与量）
約4時間（100mg）

半減期（投与量）
約1.6時間（100mg）

ホスホマイシン系

商品名と剤形	**ホスミシン**® (Meiji Seika) ●錠剤 ●ドライシロップ（小児用）
一般名	ホスホマイシンカルシウム水和物

MS F08

用法・用量（腎機能正常時）
● 1日2～3gを3～4回に分割

重大な副作用
偽膜性大腸炎

最高血中濃度到達時間（投与量）
約2.5時間（錠250、500mg）

半減期（投与量）
約4.4時間（錠1,000mg）

マクロライド系

商品名と剤形	**クラリス**® （大正） ●錠剤 ●ドライシロップ（小児用）
一般名	クラリスロマイシン

クラリス200

用法・用量（腎機能正常時）
- 1日400mgを2回に分割
- 非結核性抗酸菌症は1日800mgを2回に分割
- ヘリコバクター・ピロリ感染症はアモキシシリン水和物750mgと、クラリスロマイシン200mgおよびPPIの3剤（同時）を1日2回7日間

重大な副作用
QT延長、肝障害、横紋筋融解症

最高血中濃度到達時間（投与量）
約1.9時間（200mg）

半減期（投与量）
約4.0時間（200mg）

商品名と剤形
ジスロマック®
（ファイザー）

- 錠剤
- カプセル（小児用）
- 細粒（小児用）

Pfizer ZTM250　Pfizer ZTM100

一般名
アジスロマイシン水和物

用法・用量（腎機能正常時）
- 錠剤：1回500mgを1日1回、3日間
- カプセル・細粒：小児には体重1kgあたり10mgを1日1回、3日間
  （1日量は成人の最大投与量〈500mg〉を超えない）

重大な副作用
QT延長、肝障害、横紋筋融解症

最高血中濃度到達時間（投与量）
約2.5時間（錠500mg）

ホスホマイシン系／マクロライド系　245

グリコペプチド系

商品名と剤形	**塩酸バンコマイシン** (Meiji Seika) ●散
一般名	バンコマイシン塩酸塩

用法・用量（腎機能正常時）
- 1回0.125〜0.5gを1日4回

重大な副作用
ショック、アナフィラキシー、急性腎障害、間質性腎炎、汎血球減少、無顆粒球症、血小板減少、中毒性表皮壊死融解症、皮膚粘膜眼症候群、剥脱性皮膚炎、薬剤性過敏症症候群、第8脳神経障害、偽膜性大腸炎、肝機能障害、黄疸

最高血中濃度到達時間（投与量）
ほとんど吸収されない

テトラサイクリン系

商品名と剤形	**ミノマイシン®** （ファイザー） ●錠剤 ●カプセル ●顆粒
一般名	ミノサイクリン塩酸塩

LL 315　　LL 324

用法・用量（腎機能正常時）
- 初回は100〜200mgとし、以後12あるいは24時間ごとに100mg

重大な副作用
肝障害、光線過敏症、めまい（前庭障害）

最高血中濃度到達時間（投与量）
約4.0時間（カプセル200mg）

半減期（投与量）
約9.5時間（カプセル200mg）

ST合剤

商品名と剤形	**バクタ**® （塩野義） ●錠剤（配合錠、ミニ配合錠） ●顆粒（配合）
一般名	スルファメトキサゾール・トリメトプリム

780　　779：100 20

用法・用量（腎機能正常時）
- 1日量を2回に分割経口投与
- 1日量：4錠（配合錠）、16錠（ミニ配合錠）、4g（配合顆粒）

重大な副作用
再生不良性貧血、溶血性貧血、巨赤芽球性貧血、メトヘモグロビン血症、汎血球減少、無顆粒球症、血小板減少症、血栓性血小板減少性紫斑病、溶血性尿毒症症候群、ショック、アナフィラキシー、中毒性表皮壊死融解症、皮膚粘膜眼症候群、多形紅斑、薬剤性過敏症症候群、急性膵炎、偽膜性大腸炎等の血便を伴う重篤な大腸炎、重度の肝障害、急性腎障害、間質性腎炎、無菌性髄膜炎、末梢神経炎、間質性肺炎、PIE症候群、低血糖発作、高カリウム血症、低ナトリウム血症、横紋筋融解症

最高血中濃度到達時間（投与量）
約3.4時間（SMX配合錠2錠）
約3.3時間（TMP配合錠2錠）

半減期（投与量）
約7.8時間（SMX配合錠2錠）
約6.8時間（TMP配合錠2錠）

グリコペプチド系／テトラサイクリン系／ST合剤

腎臓が弱い患者への抗菌薬の安全な使い方

　腎臓の働きが弱い患者に抗菌薬を使うときは、注意が必要です。腎臓で処理される薬が体に溜まりやすくなるため、血液中の薬の量が増えすぎて副作用が起きたり、腎臓にさらに負担をかけてしまうことがあります。このようなリスクを避けるためには、患者の腎臓の働きをきちんと確認して、その働きに合った薬の量や使い方を考えることが大切です。

　抗菌薬の多くは腎臓を通じて体から排出されるため、使う量を減らしたり、薬を使う間隔を空けたりなどの調整が必要です。特に、βラクタム系抗菌薬は腎臓が弱い場合には量を少なくし、1日に何回かに分けて使うのが基本です。ただし、手術の前後（周術期）では薬を使う目的や期間を考えて、いつもと違う使い方をすることもあります。

　一方で、セフェム系薬剤の一部（セフトリアキソン、セフォペラゾンなど）は、腎臓ではなく肝臓や胆汁で処理されるため、腎臓の働きが弱くても量を調整しなくてよい場合があります。このように、薬の使い方は患者の状態や薬の特性に合わせる必要があるため、チームで相談しながら進めていきましょう。

（村川公央）

抗菌薬
（注射薬）

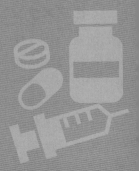

セフェム系 [第1世代]

セファメジン®α (LTLファーマ)

商品名と剤形
● 注射薬

一般名
セファゾリンナトリウム水和物

用法・用量（腎機能正常時）
● 1日1gを2回に分割して緩徐に静注または筋注。効果不十分な場合は1日1.5〜3gを3回に分割（重症時は1日5gまでを分割可）

重大な副作用
ショック、アナフィラキシー、痙攣、アレルギー反応に伴う急性冠症候群、血液障害、肝障害、腎障害、大腸炎、皮膚障害、間質性肺炎、PIE症候群、痙攣

半減期（投与量）
約2.5時間（点滴静注1g）

セフェム系 [第2世代]

セフメタゾン® (アルフレッサ ファーマ)

商品名と剤形
● 注射薬

一般名
セフメタゾールナトリウム

用法・用量（腎機能正常時）
- 1日1～2gを2回に分割し静注または点滴静注または筋注（難治性または重症感染症は最大1日4gを2～4回に分割し、静注または点滴静注）

※筋注使用量は2gまで

重大な副作用
ショック、アナフィラキシー、けいれん

半減期（投与量）
約1.4時間（筋注500mg）

セフェム系［第3世代］

ロセフィン® （太陽ファルマ）

商品名と剤形: ●注射薬

一般名: セフトリアキソンナトリウム水和物

用法・用量（腎機能正常時）
- 1日1～2gを1～2回に分割し静注または点滴静注（難治性または重症時は最大1日4gを2回に分割）

重大な副作用
ショック、アナフィラキシー、汎血球減少、無顆粒球症、白血球減少、血小板減少、溶血性貧血、劇症肝炎、肝機能障害、黄疸、急性腎障害、間質性腎炎、偽膜性大腸炎、中毒性表皮壊死融解症、皮膚粘膜眼症候群、多形紅斑、急性汎発性発疹性膿疱症、間質性肺炎、肺好酸球増多症、胆石、胆嚢内沈殿物、腎・尿路結石、精神神経症状

半減期（投与量）
約8.1時間（静注1g）

商品名と剤形	**スルペラゾン**® （ファイザー）
	●注射薬
一般名	セフォペラゾンナトリウム・スルバクタムナトリウム

用法・用量（腎機能正常時）
- 成人：1日1〜2g（力価）を2回に分けて静注（難治性または重症時は最大1日4gを2回に分割）
- 小児：1日40〜80mg（力価）/kgを2〜4回に分けて静注（難治性または重症時は最大1日量160mg（力価）/kgを2〜4回）

重大な副作用
ショック、アナフィラキシー、アレルギー反応に伴う急性冠症候群、急性腎障害、偽膜性大腸炎、間質性肺炎、PIE症候群、中毒性表皮壊死融解症、皮膚粘膜眼症候群、血液障害、劇症肝炎、肝機能障害、黄疸

セフェム系［第4世代］

商品名と剤形	**セフェピム塩酸塩** （サンド）
	●注射薬
一般名	セフェピム塩酸塩水和物

用法・用量（腎機能正常時）
- 1日1〜2gを2回に分割し、静注または点滴静注
- 発熱性好中球減少症、重症感染症は1日4gを2回に分割

重大な副作用
ショック、アナフィラキシー、痙攣

半減期（投与量）
約2時間（静注、2g）

カルバペネム系

商品名と剤形	**メロペン**® （住友ファーマ） ● 注射薬

一般名	メロペネム水和物

用法・用量（腎機能正常時）
- 1日0.5～1gを2～3回に分割し、30分以上かけて点滴静注（重症・難治性感染症は最大1回1g、1日3g）
- 発熱性好中球減少症は1日3gを3回に分割し、30分以上かけて点滴静注
- 化膿性髄膜炎は1日6gを3回に分割し、30分以上かけて点滴静注

重大な副作用
ショック、アナフィラキシー、痙攣

半減期（投与量）
約1.0時間（点滴静注0.25、0.5、1、2g）

抗菌薬（注射薬）

グリコペプチド系

商品名と剤形	**タゴシッド**® （サノフィ） ● 注射薬

一般名	テイコプラニン

用法・用量（腎機能正常時）
- 初日400mgまたは800mgを2回に分けて点滴静注
- 以後、1日1回200mg（力価）または400mg（力価）を30分以上かけて点滴静注
- ※薬物血中濃度モニタリングを行いながら投与量を調節

セフェム系［第3世代］／セフェム系［第4世代］／カルバペネム系／グリコペプチド系

重大な副作用
ショック、アナフィラキシー、第8脳神経障害、中毒性表皮壊死融解症、皮膚粘膜眼症候群、急性汎発性発疹性膿疱症、紅皮症、無顆粒球症、白血球減少、血小板減少、急性腎障害、肝機能障害、黄疸

半減期（投与量）
約0.4時間（α相）
約3.5時間（β相）
約46時間（γ相）
（4mg/kg）

商品名と剤形	**バンコマイシン塩酸塩**（ヴィアトリス）
	●注射薬
一般名	バンコマイシン塩酸塩

用法・用量（腎機能正常時）
● 1日2gを1回0.5gを6時間ごと、または1gを12時間ごと（高齢者は1回0.5gを12時間ごと、または1回1gを24時間ごと）に分割して60分以上かけて点滴静注

※薬物血中濃度モニタリングを行いながら投与量を調節

重大な副作用
ショック、アナフィラキシー、急性腎障害、間質性腎炎、汎血球減少、無顆粒球症、血小板減少、中毒性表皮壊死融解症、皮膚粘膜眼症候群、剥脱性皮膚炎、薬剤性過敏症症候群、第8脳神経障害、偽膜性大腸炎、肝機能障害、黄疸

半減期（投与量）
約5.2時間（点滴静注1g）

オキサゾリジノン系

商品名と剤形	**ザイボックス**®（ファイザー）
	●注射薬
一般名	リネゾリド

254

用法・用量（腎機能正常時）
- 1日1,200mgを2回に分割し、1回600mgを12時間ごとに30分〜2時間かけて点滴静注

重大な副作用
骨髄抑制

半減期（投与量）
約4.4時間（点滴静注600mg）

環状リポペプチド系

商品名と剤形	**キュビシン**® （MSD） ● 注射薬

一般名	ダプトマイシン

用法・用量（腎機能正常時）
- 敗血症、感染性心内膜炎：1回6mg/kgを24時間ごとに30分かけて点滴静注または緩徐に静注
- 深在性皮膚感染症、二次感染：1回4mg/kgを24時間ごとに30分かけて点滴静注または緩徐に静注

重大な副作用
横紋筋融解症

半減期（投与量）
約10.2時間（点滴静注6mg/kg）

アミノグリコシド系

商品名と剤形	**ハベカシン**® （Meiji Seika） ● 注射薬

一般名	アルベカシン硫酸塩

抗菌薬（注射薬）

グリコペプチド系／オキサゾリジノン系／環状リポペプチド系／アミノグリコシド系

用法・用量（腎機能正常時）
- 1日1回150〜200mgを30分〜2時間かけて点滴静注（必要に応じて2回に分割も可。静注が困難な場合は1〜2回に分けて筋注

重大な副作用
第8脳神経障害、腎障害

半減期（投与量）
約2.3時間（静注200mg）

リンコマイシン系

商品名と剤形	**ダラシン®S**（ファイザー） ● 注射薬
一般名	クリンダマイシンリン酸エステル

用法・用量（腎機能正常時）
- 点滴静注
- 成人：1日600〜1,200mg（力価）を2〜4回に分けて（重症または難治性感染症では最大1日2,400mg（力価）を2〜4回に分割）
- 小児：1日15〜25mg（力価）/kgを3〜4回に分けて（重症または難治性感染症では最大1日40mg（力価）/kgを3〜4回に分割）
- 筋注：1日600〜1,200mg（力価）を2〜4回に分けて

重大な副作用
ショック、アナフィラキシー、偽膜性大腸炎等の血便を伴う重篤な大腸炎、中毒性表皮壊死融解症、皮膚粘膜眼症候群、急性汎発性発疹性膿疱症、剥脱性皮膚炎、薬剤性過敏症症候群、間質性肺炎、PIE症候群、心停止、汎血球減少、無顆粒球症、血小板減少、肝機能障害、黄疸、急性腎障害

半減期（投与量）
約30分（60mg、点滴静注）

ニューキノロン系

商品名と剤形	**クラビット®** （第一三共） ● 注射薬
一般名	レボフロキサシン水和物

用法・用量（腎機能正常時）
● 1回500mgを1日1回、約60分かけて点滴静注

重大な副作用
ショック、アナフィラキシー、中毒性表皮壊死融解症、皮膚粘膜眼症候群、痙攣、QT延長、心室頻拍、急性腎障害、間質性腎炎、劇症肝炎、肝機能障害、黄疸、汎血球減少症、無顆粒球症、溶血性貧血、血小板減少、間質性肺炎、好酸球性肺炎、偽膜性大腸炎等の血便を伴う重篤な大腸炎

半減期（投与量）
8時間（500mg）

ペニシリン系

商品名と剤形	**ゾシン®** （大鵬） ● 注射薬
一般名	タゾバクタム・ピペラシリン水和物

用法・用量（腎機能正常時）
● 1回4.5gを敗血症、肺炎、腹膜炎、腹腔内膿瘍、胆嚢炎、胆管炎、深在性皮膚感染症、びらん、潰瘍の二次感染は1日3回、腎盂腎炎・複雑性膀胱炎は1日2回緩徐に静注
● 発熱性好中球減少症は1回4.5gを1日4回点滴静注または静注

重大な副作用
ショック、アナフィラキシー、痙攣

半減期（投与量）
タゾバクタム：約0.8時間、ピペラシリン：約0.9時間（点滴静注4.5g）

商品名と剤形	**ビクシリン®** (Meiji Seika)
	●注射薬
一般名	アンピシリンナトリウム

用法・用量（腎機能正常時）
- 1日1～2gを1～2回に分割し静注あるいは1日1～4gを1～2回に分割し点滴静注（輸液100～500mLに溶解し1～2時間）または1回250～1,000mgを1日2～4回筋注

重大な副作用
ショック、アナフィラキシー、痙攣

半減期（投与量）
約1.0時間（筋注500mg）

商品名と剤形	**ペニシリンGカリウム** (Meiji Seika)
	●注射薬
一般名	ベンジルペニシリンカリウム

用法・用量（腎機能正常時）
- 下記以外の感染症：1回30～60万単位を1日2～4回筋肉内注射
- 化膿性髄膜炎・感染性心膜炎：1回400万単位を1日6回点滴静注
- 梅毒：1回300～400万単位を1日6回点滴静注

重大な副作用
ショック、溶血性貧血、無顆粒球症、痙攣、偽膜性大腸炎等の血便を伴う重篤な大腸炎、中毒性表皮壊死融解症、皮膚粘膜眼症候群、出血性膀胱炎

半減期
30分

商品名と剤形	**ユナシン®** （ファイザー）
	●注射薬
一般名	アンピシリンナトリウム・スルバクタムナトリウム

用法・用量（腎機能正常時）
- 肺炎、肺腫瘍、腹膜炎：1日6g（力価）を2回に分けて点滴静注（重症感染症の場合、最大1日12g（力価）を4回に分割）
- 膀胱炎：1日3g（力価）を2回に分けて点滴静注

重大な副作用
ショック、アナフィラキシー、中毒性表皮壊死融解症、皮膚粘膜眼症候群、急性汎発性発疹性膿疱症、血液障害、急性腎障害、間質性腎炎、出血性大腸炎、偽膜性大腸炎、肝機能障害、間質性肺炎

半減期（投与量）
約1時間

抗菌薬（注射薬）

ペニシリン系　259

装丁：長坂勇司（nagasaka design inc.）
本文イラスト：ササキサキコ
本文DTP：明昌堂

病棟でよく使われる
「くすり」ポケット事典　第2版

2025年2月5日　第1版第1刷発行

編　集　荒木　博陽

発行者　鈴木　由佳子

発行所　株式会社 照林社

　　　　〒112-0002

　　　　東京都文京区小石川2丁目3-23

　　　　電話　03-3815-4921（編集）

　　　　　　　03-5689-7377（営業）

　　　　https://www.shorinsha.co.jp/

印刷所　共同印刷株式会社

- 本書に掲載された著作物（記事・写真・イラスト等）の翻訳・複写・転載・データベースへの取り込み、および送信に関する許諾権は、照林社が保有します。

- 本書の無断複写は、著作権法上の例外を除き禁じられています。本書を複写される場合は、事前に許諾を受けてください。また、本書をスキャンしてPDF化するなどの電子化は、私的使用に限り著作権法上認められていますが、代行業者等の第三者による電子データ化および書籍化は、いかなる場合も認められていません。

- 万一、落丁・乱丁などの不良品がございましたら、「制作部」あてにお送りください。送料小社負担にて良品とお取り替えいたします（制作部 ☎0120-87-1174）。

検印省略　（定価はカバーに表示してあります）
ISBN978-4-7965-2622-7
©Hiroaki Araki/2025/Printed in Japan